치매가족

일러두기 •

• 번역자 주의 경우 *로 표기하였습니다.
• 치매 치료와 관련된 기관, 절차 등은 한국 상황에 맞춰 수정하였습니다.

치매 환자를
이해하고 싶을 때 읽는 책

치매가족

다이와출판사 편집 | **우치카도 히로타케** 감수 | **김형순** 옮김 | **김어수** 검토

북하이브
BookHive

추천사

우리는 쉽게 치매의 핵심증상이 기억력 장애라고 가정합니다. 그리고 기억을 담당하는 뇌세포 혹은 뇌회로의 손상 때문에 이런 일이 생긴다고 알고 있습니다. 하지만 학자들이나 알면 될 법한 이런 사실들 말고, 치매라는 질병이 일상의 삶에 가져오는 본질적인 문제는 관계의 손상이라는 사실을 아는 사람은 많지 않습니다. 가족과 주변 사람들이 환자의 기억 회로를 보존하기 위해 애쓰기보다, '관계 회로'가 유지되도록 노력해야 한다는 사실, 관계가 지속될 때 환자들은 (심지어 그들이 관계하는 사람이 누군인지에 대한) 기억을 잃어가면서도 의미있고 아름다운 순간 순간을 살아갈 수 있다는 사실에 대해서는 주목하지 않는 경우가 많습니다.

심지어 요즘은 진료실에 함께 들어온 보호자가 의학계의 쟁점이 되는 이슈에 대해 주치의의 견해를 묻는 경우도 종종 있습니다. 최근 동물실험에서 밝혀진 사실을 저보다 먼저 알고 알려주는 분들도 있습니다. 최근 10년 사이의 이런 급격한 변화가 치매에 대한 학문적 관심의 증폭 때문은 아닐 것입니다. 병을 더 깊이 이해함으로써 치매를 겪고 있는 가족을 더 잘 돌보기 위한 간절한 마음에서 비롯된 것이겠지요. 이 자체로는 아름다운 일입니다. 하지만 치매 환자의 가족들이 이렇게 간절한 마음을 가지고 참고할만한 안내서는 많지 않은 것이 사실입니다. 그 증거는 분명합니다. 보호자들이 여기 저기서 얻은 지식들이 환자를 편안하고 즐겁게 해주기보다는 환자를 더 긴장시키고 좌절시키는 방식으로 작용하는 경우를 드물지 않게 마주하게 된다는 점에서 말입니다.

그런 의미에서 『치매가족』은 정말 반가운 안내서입니다. 진료실에서 시간만 충분히 허락된다면 치매를 전문으로 진료하는 의사입장에서 가족들에게 꼭 해주고 싶었던 이야기들, 찬찬히 충고해주고 싶었던 말들이 고스란히 담겨 있기 때문입니다. 편안한 분위기로 구성되어 있지만 결코 가볍지 않은 내용들입니다. 평소에 짬이 날 때마다 익혀 두고, 당황스런 문제를 맞닥뜨릴 때는 급히 참고할 수 있는 친절한 안내서가 될 것이라고 기대합니다.

철학자의 책보다, 그 책을 설명한 책이 때로는 더 어렵기도 하듯이, 일반인을 위해 쉽게 쓴 치매 안내서가 때로는 불필요한 오해를 일으킬 위험성은 항상 있기 마련입니다. 하지만 이 책은 치매에 대한 전문 지식을 쉽게 풀어쓴 그런 종류의 책이 아닙니다. 교과서나 일반인을 위한 서적들이 그동안 잘 담아내지 못했던, 전문가의 경험에서 우러나온 진심어린 충고들이 담겨 있습니다. 어떤 대목에서는 의사들이 하고 싶었던 말을 시원하게 대신해주는 기분이 들기도 합니다. 바쁜 진료현장에서 환자의 뇌영상과 증상에만 몰입되어 있는 의사들이 있다면 그들에게도 감히 일독을 권합니다.

우리는 21세기 첨단 뇌과학이라는 거대한 이름에 묻혀서, 치매 환자는 어떤 새로운 시간과 공간 속에서 살아가게 되는지, 그들이 바라보는 세상은 그들에게 어떻게 비치는지, 무엇이 왜 치매 환자를 초조하게 만들고 의심하게 만드는지, 그들의 좌절을 어떻게 함께 나눌 것인지, 여생의 마지막 커튼이 닫히기 전에 어떻게 아름다운 이야기를 남길 것인지와 같은 더 본질적이고, 더 어렵고, 더 절실한 물음에 답해야만 한다는 사실은 놓치고 있는지도 모릅니다. 이 책을 통해 실질적인 도움을 받을 뿐 아니라, 뇌가 아니라 사람의 가슴을 먼저 생각하는 계기가 만들어질 수 있기를 기대해봅니다.

김어수 교수(세브란스병원 정신건강의학과)

들어가며

사람은 반드시 나이를 먹고 늙는다는 것을 의료 현장에서 더욱 실감하게 됩니다. 치매 환자를 돌보던 보호자가 수년이 지나 치매 진단을 받게 되는 경우도 종종 볼 수 있지요. 치매는 더 이상 노인들만의 문제가 아닙니다. 뇌혈관 질환이나 두부외상도 치매의 원인이 되기 때문에 젊은 나이에 치매를 앓는 경우도 있습니다. 치매는 특정 연령층에게만 생기는 병이 아니라 누구에게나 생길 수 있는 병입니다.

이 책은 치매 환자를 간병하는 가족에게 도움을 주기 위해 쓴 책으로, 치매 환자의 감정을 어떻게 파악하고 대응하면 좋을지에 관해 다루었습니다. 그리고 치매 환자가 타인과 원활히 관계를 맺을 수 있도록 돕는 실생활 지침도 담았습니다.

치매 증상 초기인 분에게도 이 책을 추천합니다. 어느 날 갑자기 치매 환자가 되었더라도 인생이 끝났다고 생각하지 마세요. 좌절감에 갇혀 있지 말고 앞으로 어떻게 살아갈지 그 방향을 생각할 기회를 가지시길 바랍니다. 우리도 언젠가 치매 질환과 관련된 사람이 될지도 모릅니다. 그렇기에 모두에게 이 책을 추천합니다.

'치매 친화적 지역사회Dementia Friendly Community'를 조성한다는 것은 치매 환자와 주변 사람들이 서로의 다름을 이해하고, 협력하며, 살기 좋은 사회를 만들어가는 것입니다. 이 책을 많은 사람이 읽었으면 좋겠습니다.

쇼난이호 클리닉

차 례

1장 당혹감과 초조함을 받아들이자

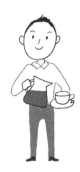

2장 환자 본인과 가족 사이의 인식 차이

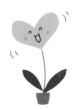

3장 있는 그대로를 인정하고 결여된 기능을 보충하자

Doctor's VOICE
옛날이야기, 어린 시절 이야기를 물으면 생각지도 못한 배움,
감동을 받을 수 있다 ⋯ 80

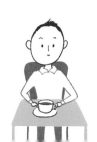

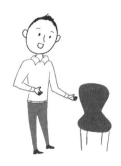

1장

당혹감과 초조함을
받아들이자

기억이 나지 않아...
익숙한 단어도 떠오르지 않고...
앞뒤가 안 맞는 상황만 반복될 때
나는 어떻게 하면 좋을까?

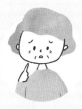

건망증이 반복되며, 주변 사람들의 지적으로 혼란·불안감에 빠지게 되는 경우

건망증

초기에 일어나는 기억장애의 대표적인 증상이 건망증입니다. 물건을 어디다 두었는지 잊어버리고 가스 불 끄는 것을 잊어버리는 일이 잦아지게 됩니다.

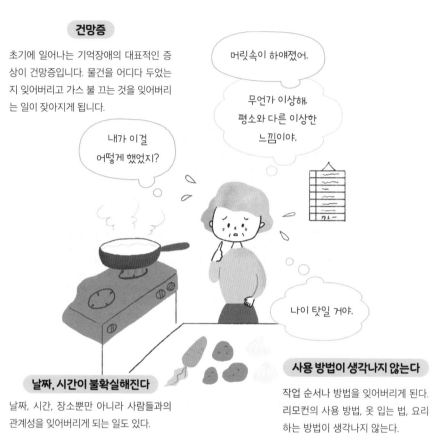

> 머릿속이 하얘졌어.

> 무언가 이상해. 평소와 다른 이상한 느낌이야.

> 내가 이걸 어떻게 했었지?

> 나이 탓일 거야.

날짜, 시간이 불확실해진다

날짜, 시간, 장소뿐만 아니라 사람들과의 관계성을 잊어버리게 되는 일도 있다.

사용 방법이 생각나지 않는다

작업 순서나 방법을 잊어버리게 된다. 리모컨의 사용 방법, 옷 입는 법, 요리하는 방법이 생각나지 않는다.

본인의 일에 대한 기억이 나지 않게 되면서 느끼는 불안과 공포

초기 치매는 건망증부터 시작됩니다. 방금 말한 것을 기억하지 못한다거나, 식사했다는 것을 잊어버리기도 하지요. 본인은 자각하지 못하기 때문에 지적을 당해도 혼란만 있을 뿐입니다. 어쩐지 이상한 느낌이 들고, 본인 자신에 대한 의문이 생기기도 합니다. 본인이 아닌 것처럼 느껴지는 불안감, 공포에 억눌린 상태에 빠지기도 합니다.

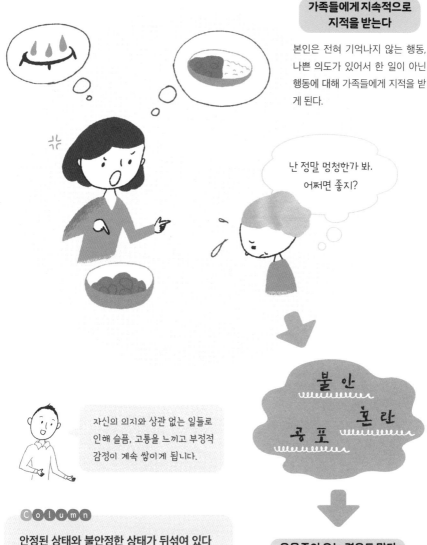

가족들에게 지속적으로 지적을 받는다

본인은 전혀 기억나지 않는 행동, 나쁜 의도가 있어서 한 일이 아닌 행동에 대해 가족들에게 지적을 받게 된다.

난 정말 멍청한가 봐. 어쩌면 좋지?

불안
혼란
공포

자신의 의지와 상관 없는 일들로 인해 슬픔, 고통을 느끼고 부정적 감정이 계속 쌓이게 됩니다.

Column

안정된 상태와 불안정한 상태가 뒤섞여 있다

때로는 논리정연하게 말을 하면서도 버튼을 누르는 단순 기계 조작에는 어려움을 느낀다. 의식 역시 또렷할 때와 그렇지 않을 때가 번갈아 가며 나타난다. 이러한 증상은 혈관성 치매와 루이체 치매에서 주로 나타난다.

우울증이 오는 경우도 많다

자신에 대해 위화감을 느끼고 가족들의 지적에 화를 내거나 침울해지기도 한다. 갑자기 울면서 "죽고 싶다"고 말하는 경우도 많다.

잊어버리고, 알 수 없기 때문에
생활에 지장을 초래한다

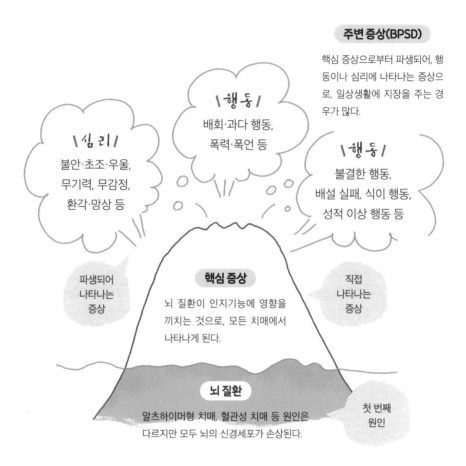

주변 증상(BPSD)

핵심 증상으로부터 파생되어, 행동이나 심리에 나타나는 증상으로, 일상생활에 지장을 주는 경우가 많다.

|행동|

배회·과다 행동,
폭력·폭언 등

|심리|

불안·초조·우울,
무기력, 무감정,
환각·망상 등

|행동|

불결한 행동,
배설 실패, 식이 행동,
성적 이상 행동 등

파생되어
나타나는
증상

핵심 증상

뇌 질환이 인지기능에 영향을
끼치는 것으로, 모든 치매에서
나타나게 된다.

직접
나타나는
증상

뇌 질환

알츠하이머형 치매, 혈관성 치매 등 원인은
다르지만 모두 뇌의 신경세포가 손상된다.

첫 번째
원인

―― 뇌의 병증이 초래하는 다양한 증상 ――

치매 증상은 다양하지만 가장 큰 원인은 뇌의 병증이다. 알츠하이머형 역시 뇌
세포의 손상으로 인해 기억능력과 언어능력이 저하되는 것이다. 기억력, 판단
력 저하와 같은 핵심 증상은 모든 치매 환자에게서 나타나며, 배회나 망상과
같은 이차적으로 일어나는 주변 증상은 사람에 따라 나타나는 방식이 다르다.

주요 핵심 증상

기억장애

5분 전에 했던 일을 잊어버린다

단기기억과 관련된 해마(p.22)의 장애가 원인이다. 고작 몇 분 전에 했던 이야기를 잊어버리거나, 본인이 잊어버렸다는 것조차 잊어버린다. 계속 악화되면서 일상생활에 지장을 준다.

 이런 행동을 하게 돼요

- 같은 것을 반복적으로 묻는다.
- 항상 무언가를 찾고 있다.
- 약속을 지키지 못한다.

지남력장애

시간이나 장소, 사람을 기억하지 못한다

'언제, 어디서, 누가'를 파악하지 못하게 된다. 날짜와 시간을 명확히 인식하지 못하게 되는 것을 시작으로, 지금 어디에 있는지, 눈앞에 있는 사람이 누구인지 알지 못하게 된다.

 이런 행동을 하게 돼요

- 한여름에 코트를 입는다.
- 한밤중에 일어나 활동한다.
- 익숙한 곳에서 길을 잃어버린다.

실행기능장애

어떤 일의 순서를 알지 못한다

행동을 취하기 위해 필요한 순서나 단계를 알지 못하게 된다. 무엇을 어떻게 진행하면 좋을지에 대한 혼란을 겪으며 요리나 정리, 의류 관리 등을 하지 못하게 된다.

 이런 행동을 하게 돼요

- 요리에 시간이 걸린다.
- 가전제품을 사용할 수 없다.
- 메뉴에 맞는 식자재를 살 수 없다.

언어장애, 계산장애, 인식장애, 운동실조

**단어가 생각나지 않고,
그것이 무엇인지를 알지 못한다**

단어가 생각나지 않는 '언어장애', 계산이 불가능한 '계산장애', 사람이나 물건에 대한 인식이 불가능한 '인식장애', 원활하게 움직일 수 없는 '운동실조' 등 일상생활에 지장이 발생한다.

 이런 행동을 하게 돼요

- 대화가 순조롭게 이어지지 않는다.
- 계산대에서 거스름돈 받을 생각을 하지 못한다.
- 옷을 갈아입거나, 샤워하는 것을 거부한다.

이해할 수 없는 행동에는
그때그때 이유가 있다

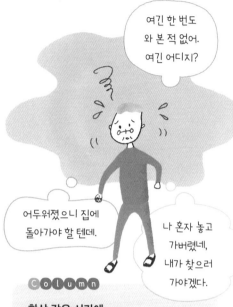

> 여긴 한 번도 와 본 적 없어. 여긴 어디지?

> 어두워졌으니 집에 돌아가야 할 텐데.

> 나 혼자 놓고 가버렸네, 내가 찾으러 가야겠다.

배회 혼자서 집을 나가버리고, 집을 찾아오지 못한다

자신의 주거지를 잊어버리게 되는 지남력장애나 기억장애가 원인이다. 불안이 계기가 돼서 나가기도 하며, 본인은 명확한 이유와 목적을 갖고 나가는 경우도 있다.

이렇게 대응하세요

문을 잠그면 도망가려고 하거나, 폭력을 쓰려고 하는 역효과가 생긴다. 우선 왜 밖으로 나가려고 하는지 차분히 물어보고, 어떤 대답을 하더라도 응대해주면서 흥분을 가라앉힌다. GPS 기능이 있는 휴대전화를 주거나 옷 · 신발 등에 이름과 연락처를 기록해 둔다. 지역사회의 네트워크에 등록해두면 경찰과 연락을 취할 수 있어 안심할 수 있다.

Column

항상 같은 시간에 같은 코스로 걷고 싶어 하는 주유 증상

항상 같은 시간에 같은 코스를 걷고 싶어 하는 것은 '주유'라고 하는데 전두측두엽치매에 많이 나타나는 증상이다. 같은 것을 반복하는 상동행동의 하나로, 같은 것을 계속 먹고, 물건 훔치기를 반복하는 등의 행위도 여기에 속한다.

─── 주변 증상은 그때의 기분에 좌우된다 ───

핵심 증상은 모든 치매 환자에게 나타나는 반면, 주변 증상은 환자의 기분이나 환경에 크게 영향을 받는다. 증상을 제대로 이해하고 원인을 차단하면 적절하게 케어를 할 수 있고 증상 호전에도 도움이 된다. 이해할 수 없는 행동일지라도 환자 본인은 이유가 있어서 하는 행동이다. 그러므로 그 이유를 읽어내는 것이 중요하다. 이유를 알면 주변 증상을 어느 정도 조정할 수 있다.

망상 "내 지갑 훔쳐 갔지?"라고
의심의 눈길을 보낸다

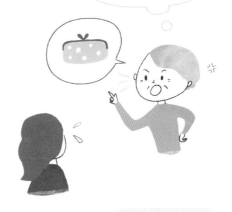

중요한 물건이 없어졌어!,
큰일 났어!

누군가 자기 물건을 훔쳐 갔다는 망상은 치매 환
자들에게 흔하게 발생하는 증상이다. 기억장애
가 원인이지만 물건을 놓아둔 장소를 잊어버렸
다는 것을 인정하고 싶지 않은 것이 원인이다. 장
애를 인정하는 것이 불안을 크게 하기 때문이다.
이러한 불안감이 피해망상의 원인이 된다.

이렇게 대응하세요

치매 환자는 주변 사람을 의심하고, 상처 주
는 일이 많다. 병에 의한 행동이므로 상처
받지 말고 냉정하게 대응한다. 부정하면 반
발하거나 망상이 심해지기 쉽다. "속상하시
겠어요"라고 우선은 기분을 안정시킨다. 의
심하고 있는 대상이 그 물건을 찾아주는
것은 "훔쳐 갔다"라는 망상을 확신시킬 수
있기 때문에 함께 찾는 척을 하면서 환자 본
인이 발견할 수 있도록 하는 것이 좋다.

친한 사람, 신뢰하고
있는 사람에게 이런
호소를 합니다.

날 버리면 어쩌지?

 작화
(이야기 꾸미기) "며느리가 나를 못살게 굴어!"

있지도 않은 일을 꾸며내는 것은 잃은 기억을 채
우기 위한 것이다. 주변 사람을 나쁘게 이야기하
면서 본인이 나름대로 납득이 가는 이야기를 꾸
며낸다.

이렇게 대응하세요

사실이 아니라고 부정하기 시작하면 끝이
없다. 잘 듣고 수긍해주면서 은근슬쩍 화제
를 돌린다. 주변 사람들이 오해하지 않도록
정중하게 증상을 설명해 둔다.

 망상 "바람났지?"

배우자가 외출하기만 하면 외도를 의심하고 심하
게 화를 내는 것은 질투망상의 전형이다. 불안이
나 고독감이 원인이 되며, 치매 초기에 흔히 나타
나는 증상이다.

이렇게 대응하세요

부정하거나 화내지 말고, 상냥한 태도로 안
심시키는 것이 중요하다. 함께 외출하거나
돌봄 서비스를 이용하는 등 사람들과 어울
려 있을 수 있도록 해준다.

17

폭력 돌봄 센터에서 폭력을 쓰거나, 간병인에게 폭언을 한다

말이 잘 나오지 않기 때문에 생각만큼 의사를 전달할 수 없어 주먹을 휘두르거나, 폭언하고, 욕을 내뱉는다. 또한 부적절한 대응으로 폭력을 일으키기도 한다.

이렇게 대응하세요

치매에 걸리면 특히 자존심에 상처를 받기 쉬우므로 혼내거나 가르치려고 하는 듯한 태도는 피한다. 또한 아이를 대하는 듯한 말투를 쓰거나 화를 내는 것도 좋지 않다. 불특정 다수의 사람이 많은 장소는 되도록 피하고 가족들이 감당할 수 없는 경우에는 의사와 상담을 한다.

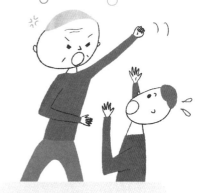

바보 취급 하지 마!

단어가 잘 생각나질 않아...

혈관성치매나 전두측두엽치매에서도 자주 보이는 증상입니다. (p.7ㅋ)

이거 엄청 맛있겠다.

무엇을 해도 안 돼, 나 자신이 한심해.

폭식 담배를 씹어 먹으려고 한다

판단력이 저하되며 담배나 휴지 등 음식물 이외의 것을 먹으려고 한다. 미각, 후각의 기능이 저하되고, 먹을 수 있는 것과 먹어서는 안 되는 것을 판별하지 못한다.

이렇게 대응하세요

위험한 물건은 손이 닿지 않는 곳에 둔다. 뭔가를 입에 넣으려 할 때는 다른 음식을 주면서 권해본다. 위험한 것을 이미 삼켰다고 의심되면 바로 병원에 가는 것이 좋다.

초조 침착한 사람이었는데 매일매일 초조해한다

치매 초기에는 스스로 이상하다고 느끼면서 불안이나 고독감에 시달린다. 초조, 의기소침, 우울한 상태가 되기도 한다.

이렇게 대응하세요

환자는 짓눌린 듯 불안감과 싸우고 있다. 주변에서 많은 배려를 해줘도 환자 본인은 의기소침해진다. 가족들과 서로 대화를 나누며, 비록 인지기능이 저하되더라도 안심하고 생활할 수 있다는 것을 알려준다.

간호 거부
옷 갈아입기나 목욕을 막무가내로 싫어한다

청결에 대한 감각이 둔해져 옷을 갈아입거나 목욕하는 것을 거부한다. 옷을 벗거나 목욕하는 일을 번거롭고 귀찮게 느낀다. 알몸을 보이고 싶지 않기 때문에 싫어하는 사람도 있다.

이렇게 대응하세요

옷 갈아입기나 목욕을 유도할 때는 먼저 환자가 편안한 기분이 되도록 해준다. 목욕을 도와줄 때 모르는 사람이 있으면 거부감을 느낄 수 있으므로 익숙해질 때까지는 속옷을 입고 목욕을 하도록 하는 것도 좋다.

반사회적 행동
마트에서 물건을 그냥 가져온다

가게의 물건을 그냥 가지고 나오면 안 된다는 것을 이해하지 못한다. 결과적으로는 물건을 훔친 꼴이 된다. 잘 타일러도 무엇을 잘못했는지 모른다.

전두측두엽치매의
특징적인 행동입니다.

이렇게 대응하세요

나쁜 짓을 한다는 인식이 없기 때문에 야단치고 비난하는 것은 효과가 없다. 자주 가는 가게가 있다면 사전에 가게 주인이나 경찰에게 설명해 두고, 나중에 가족들이 돈을 지불하도록 하는 등의 대책을 세워둔다.

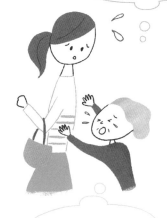

할 수 없는 일투성이야,
난 버림받을지도 몰라.

난 아무것도 몰라,
나 혼자 두고 나가지 마~

불안
가족들이 외출하려고 하면 울면서 막아선다

가족들이 자신을 방치하고 있다는 고독감이나 불안감이 심해진다. 특히 저녁에 더욱 쓸쓸함이나 공포감을 느끼는 '저녁 증후군'도 나타난다.

이렇게 대응하세요

특히 치매 초기에는 혼란스러운 일이 계속 늘어나기 때문에 자신감이 떨어지며, 자기가 버려지는 것은 아닐까 하는 불안감을 느낀다. 이러한 시기에 가장 큰 해결책은 기분을 안정시키는 것이다. 가족들과 서로 대화하고 협력하며 환자를 혼자 두지 않는 체제를 만든다.

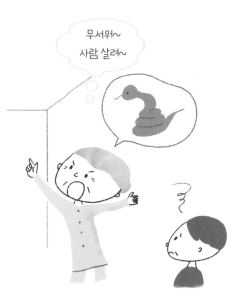

무서워~
사람 살려~

환각

아무것도 없는데 밤중에
"뱀이다!"라고 소동을 피운다

존재하지 않는 것이 보이는 '환각(환시)'은 뇌의 시각을 담당하는 부분의 장애가 원인이다. 루이체 치매 80%의 환자에게서 나타난다. 어린아이나 풍경이 보이기도 한다.

이렇게 대응하세요

환각 증상이 있어도, 무서워하거나 불안해하지 않으면 문제는 없다. 본인에게는 분명히 보이는데 상대방이 부정하면 불안감이 늘어나기 때문에 우선 무엇이 보이는지 이야기를 들어주고 동의해주는 것이 중요하다. 방 안에 있는 물건의 그림자 등이 원인이라면 방 안을 밝게 하거나 정리해준다. 공포가 심하거나 착란 증상이 있을 때는 의사와 상담한다.

환각은 루이체 치매에서
일어나기 쉬운 증상입니다.

속옷이 더러워졌네, 창피해. 또 혼나겠지? 어쩌지?

불쾌한 행동

더러워진 속옷을
서랍 안에 처박아 둔다

대소변이 묻은 속옷을 숨겨두는 것은 치매 초기의 특징이다. 실수를 자각했지만 어떻게 하면 좋을지를 판단하지 못하고 숨기려고 한다.

이렇게 대응하세요

배뇨의 실패는 자존심에 상처를 준다. 혼내지 말고 누구에게나 있을 수 있는 일이라며 기분을 달래준다. 배뇨 실패가 계속되면 비뇨기과의 검진을 받고, 방광염, 절박성 요실금 등의 증상을 알아본다. 기저귀 사용도 검토한다.

Column

**환각이 일어나기 쉬운
'섬망'에도 주의가 필요하다**

환각은 '섬망'으로도 일어나기 쉬워진다. 치매의 주변 증상과는 다른 일시적인 의식장애이다. 탈수, 약 부작용, 환경 변화 등으로 인해 발생한다. 밤이 되면 흥분하는 '야간 섬망'도 나타난다.
또한 갑작스러운 환각 발생으로 혼란스러울 경우 혈관성, 루이체 치매를 의심해 본다. 적절한 치료를 받으면 회복할 수 있다. 발견 즉시 의사와 상담을 한다.

실금 화장실이 아닌 장소에서
배설 실수를 한다

지남력장애(p.15)로 화장실이 어디에 있는지 잊
어버리고, 화장실이 아닌 복도, 현관 등의 장소
에서 배설해버린다. 화장실을 리모델링한 후 사
용 방법을 몰라 변·요실금을 하는 경우도 많다.

화장실은 어디지?,
여기가 화장실인가?

> **이렇게 대응하세요**

대소변을 참지 못하고 실수를 해버리면 수
치심을 느끼게 된다. 놀라거나 화내지 말고
평온한 어조로 안심시키고 담담하게 뒷정
리를 한다. 헷갈리지 않도록 문에 써 붙이
거나 식사, 취침 전에 화장실에 다녀오도록
유도한다. 함께 화장실에 가서 시범을 보이
는 것도 좋은 방법이다. 항상 실패할 경우
에는 바닥에 방수 시트를 붙이는 등의 대
책을 마련하는 것도 좋다.

급해서 또 실수했어,
한심하다 정말.

손이 더러워졌으니 닦아내야지!

외로워,
나 좀 신경 써줘!

 농변 손에 묻은 대변을
벽에 닦는다

 **성적
행동** 남편, 아내 외에 다른 사람을
갑자기 껴안는다

치매가 진행되면 변이 더럽다고 생각하지 못하
게 된다. 손에 묻었을 때의 불쾌감 때문에 벽이나
옷에 닦는다.

욕구를 억누를 수 없게 되거나 눈앞의 사람을 제
대로 판별할 수 없으므로, 타인에게 애정 표현을
한다. 외로움이 원인인 경우도 있다.

> **이렇게 대응하세요**

보호, 간호 전문가와 상담을 받는다. 배출
리듬을 약으로 조절하는 방법도 있다. 기저
귀를 사용하고 있어도 화장실에서 볼일을
보도록 하며 보호자의 부담을 덜어준다. 방
수 시트 등의 사용으로 오염을 방지한다.

> **이렇게 대응하세요**

손을 잡는 정도의 가벼운 스킨십으로 안정
되는 경우도 있다. 악의가 없는 행동이므로
화를 내면 역효과가 난다. 본인의 남편이나
아내의 사진을 보여주거나, 외출하거나, 여
럿이서 함께 지내는 시간을 늘려가며 다른
곳에 흥미를 갖게 한다.

뇌 신경세포가 손상되어
인지기능이 저하된다

기억, 사고를
담당하는 **전두엽**

운동기능과 인지, 사
고, 기억, 행동 억제, 주
의·집중력 등 고차원의
지적 활동을 담당한다.

방향 감각에 관여하는 **두정엽**

뇌의 중앙부부터 후두부에 있으며, 피
부, 근육, 관절의 감각을 담당. 공간, 방
향, 신체의 인지에 관여한다.

시각을 담당하는
후두엽

뇌의 가장 뒤쪽에 있
으며 시각을 담당한
다. 시각을 사용하여
사물을 찾아내는 능
력과 관련 있다.

기억을
담당하는
해마

감정에
관여하는
편도체

의미, 사람, 사물의
인식을 담당하는 **측두엽**

뇌 아래쪽에 있으며, 청각을 담당하는
부분과 언어의 의미나 사물, 사람의
얼굴 인지를 담당한다.

해마, 편도체가
존재하는 **대뇌변연계**

측두엽 안에 있으며, 기억
을 담당하는 해마, 본능적
인 감정에 관계되는 편도
체 등이 포함된다.

―――― 기억을 담당하는 해마의 장애 ――――

치매는 정상적으로 발달한 인지기능이 후천적 뇌장애로 인해 저하된 상태를
말한다. 기억을 담당하는 해마를 중심으로 신경 세포에 장애를 입고 뇌가 위축
되어 발생한다. 가장 많은 증상이 알츠하이머형 치매인데, 뇌에 쌓인 물질이 뇌
세포를 파괴하는 질병이다. 혈관 장애나 감염, 외상의 원인으로 치매가 되기도
한다. 치료 가능한 경우도 있다.

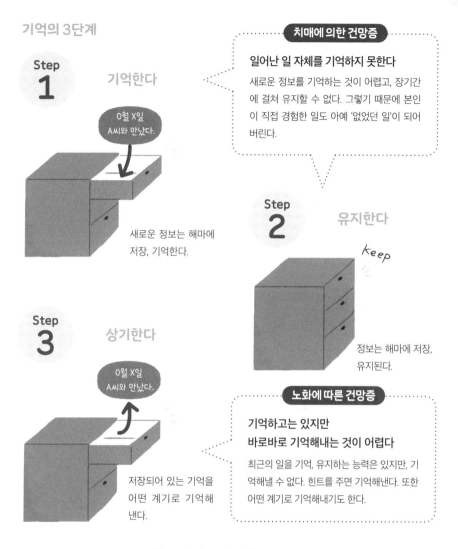

기억의 3단계

Step 1

기억한다

0월 X일
A씨와 만났다.

치매에 의한 건망증

일어난 일 자체를 기억하지 못한다

새로운 정보를 기억하는 것이 어렵고, 장기간에 걸쳐 유지할 수 없다. 그렇기 때문에 본인이 직접 경험한 일도 아예 '없었던 일'이 되어버린다.

새로운 정보는 해마에 저장, 기억한다.

Step 2

유지한다

Keep

정보는 해마에 저장, 유지된다.

Step 3

상기한다

0월 X일
A씨와 만났다.

저장되어 있는 기억을 어떤 계기로 기억해낸다.

노화에 따른 건망증

**기억하고는 있지만
바로바로 기억해내는 것이 어렵다**

최근의 일을 기억, 유지하는 능력은 있지만, 기억해낼 수 없다. 힌트를 주면 기억해낸다. 또한 어떤 계기로 기억해내기도 한다.

───── 최근의 일을 기억할 수 없다 ─────

나이를 먹을수록 자주 건망증이 생기는 것은 흔한 일이다. 하지만 치매의 건망증은 나이를 먹으면서 생기는 것과는 다른 점이 있다. 불과 몇 분 전에 했던 말이나 있었던 일을 잊어버린다. 최근의 일을 기억하지 못하게 되는 것이다. 주의 깊게 관찰해야 한다.

할 수 없는 일이 점점 늘어나고
스트레스·불안에 취약해진다

나이를 먹으면서 사람들은 다양한 상실을 체험한다. 시력·청력 등 신체기능은 노화로 인해 점점 쇠약해지고 젊은 시절에 비해 체력이 약해진다. 현역에서 물러나면 돌연 사회와의 연결고리가 끊어진 듯 느끼거나 고독함을 느끼기도 한다. 배우자나 친한 친구의 죽음을 경험하고 큰 상실감에 빠지는 사람도 있다.

몸과 마음의 변화

고령자는 몇 번의 상실감을 거듭 체험하며 인생의 끝을 향해 나아간다. 많은 고령자가 죽음에 대한 불안과 공포를 마음속으로 느끼면서 노년을 보내는 것이다.

'내가 내가 아니게 된다'는 불안, 앞으로 어떻게 될지 모른다는 공포로 인해 스트레스가 증가하며 우울증이 오는 경우도 있다.

고령자의 네가지 상실

1	**2**	**3**	**4**
신체·정신 기능 저하	심리적 상실	인간관계의 상실	사회적 상실
시력, 청력, 미각 등의 신체기능 노쇠, 동작·사고 속도 둔화	신체적·환경적 변화로 삶에 대한 의지가 없으며 우울한 상태가 됨	배우자·친구와의 사별은 생활환경의 변화와 큰 상실감을 초래	퇴직 등으로 사회와의 연계가 희박해짐

치매와 관련 깊은 근육감소증*과 노쇠

치매는 뇌 질환이 원인이지만 신체 상태와의 연관성도 빼놓을 수 없다. 특히 근육감소증과 노쇠라는 신체 증상에 주목한다. 근육감소증이란 나이를 먹을수록 근력이나 근육량이 감소하는 증상이다. 신체 기능이 저하되기 때문에 활동량이 줄고 영양을 채우지 못해 삶의 질이 저하된다. 한편 노쇠는 운동 기능이 저하되는 노화현상이다. 간호가 필요한 정도는 아니지만 넘어지거나 다치기 쉽다.

골절되어 장기 입원을 하거나 이사로 인해 주변에 지인이 없어지면 집 밖에 나가지 않게 되면서 운동량이 줄어들어 다리나 허리가 약해지고 근육감소증, 노쇠 증상이 나타나며 치매를 일으키기도 한다.

근육감소증, 노쇠 증상이 나타나도 적절한 트레이닝을 한다면 근력은 회복할 수 있다. 치매 환자도 운동으로 신체기능은 회복할 수 있다. 치매 예방·개선을 위해 정기적으로 신체를 움직이고, 근력을 키우는 습관을 몸에 익히는 것이 매우 중요하다.

치매가 아니더라도 고령자는
\ 불안감에 취약합니다 . /

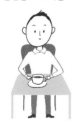

64세 이하에서도 발병하는 조발성 치매

64세 이하의 치매를 '조발성 치매'라고 부른다. 남성에게 많으며, 평균 발병 연령은 51세이다. 가장 큰 원인은 뇌혈관 장애이다. 젊을수록 사회적·경제적 불안감을 느끼기 쉽다. 조기 발견 및 치료를 통해 조금이라도 더 오랫동안 사회생활을 유지하는 것을 목표로 한다.

---

* 2017년 초 세계보건기구(WHO)는 근육감소증에 질병분류 코드를 부여했다. 정상보다 근육량이 적은 것을 정식 질환으로 인정한 것이다. 노화 때문에 근육세포가 줄어든 데다 활동이 부족해 생긴다.

함께 사는 가족이라도 치매 증상을
알아차리는 사람, 알아차리지 못하는 사람이 있다

치매는 대부분 환자의 주변 사람이 뭔가 이상하다고 느끼면서 발견하게 된다. 조금 전에 이야기한 것인데 전혀 기억하지 못한다든지, 깔끔한 것을 좋아하는 성격이었는데 언젠가부터 방 안이 어지럽혀져 있다든지 하는 미묘한 변화가 치매의 첫 징후인 것이다.

치매에 대한 지식이 있어야 초기 단계에서 발견할 수 있다

이런 작은 변화를 알아차리는 것은 대부분 함께 살고 있는 가족이다. 하지만 가족도 알아차리지 못한 채 치매가 진행되어버리는 일도 흔하다. 건망증은 나이 탓이라고 생각하거나, 방이 어지럽혀져 있어도 때로는 그럴 수 있다고 그냥 지나쳐버린다.

초기 단계에서 알아차리는 것은 치매에 대한 지식이 있어야 가능하다. 단순한 건망증인지, 단어가 빨리 생각나지 않는 것뿐인지 아니면 일어난 일 자체를 아예 기억하지 못하는 것인지, 경험했던 일을 완전히 잊어버린 건 아닌지, 냉장

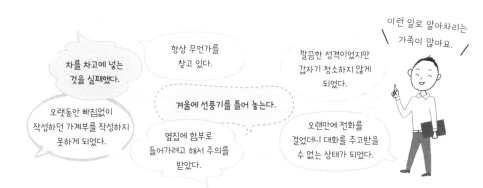

차를 차고에 넣는 것을 실패했다.

항상 무언가를 찾고 있다.

깔끔한 성격이었지만 갑자기 청소하지 않게 되었다.

이런 일로 알아차리는 가족이 많아요.

오랫동안 빠짐없이 작성하던 가계부를 작성하지 못하게 되었다.

겨울에 선풍기를 틀어 놓는다.

옆집에 함부로 들어가려고 해서 주의를 받았다.

오랜만에 전화를 걸었더니 대화를 주고받을 수 없는 상태가 되었다.

고 속에 많은 물건이 뒤섞여 있고 상한 음식들로 넘쳐나고 있는 건 아닌지, 같은 물건을 계속해서 사다 쌓아두고 있는 것은 아닌지 확인해 본다. 작은 변화를 알아차려서 초기 단계에 발견할 수 있다면 치매의 진행을 늦추거나 이차적 주변 증상을 완화할 수 있다.

고령이 되면 누구라도 치매가 될 가능성이 있다. 치매에 대한 정보를 접하고 지식을 습득해두는 것은 자신의 가족뿐 아니라 사회 전체적으로도 필요한 일이다.

치매 조기 발견을 위한 체크 리스트

환자 본인이 체크하게 하면 기분이 상할 수 있으니 보호자가 관찰하여 체크하는 것이 좋다.
4개 이상 해당하면 치매 가능성이 높다.

1. 항상 날짜를 잊어버린다. ☐
2. 조금 전의 일을 종종 잊어버린다. ☐
3. 최근에 들은 이야기를 기억해서 다시 말할 수 없다. ☐
4. 매일 같은 시각이 되면 똑같은 말을 되풀이한다. ☐
5. 이미 했던 이야기 등을 반복한다. ☐
6. 특정 단어나 말이 나오지 않는 경우가 종종 있다. ☐
7. 이야기의 맥락을 잃어버린다. ☐
8. 답변 내용으로 보아 질문을 이해하지 못했다는 것을 알 수 있다. ☐
9. 이야기를 이해하는 것이 어렵다. ☐
10. 시간 개념이 없다. ☐
11. 이야기의 앞뒤를 맞추려고 한다. ☐
12. 가족에게 의존하려고 한다. ☐

출처 : Hopman-Rock M, Int J Geriatr Psychiatry.:2001Apr;16(4):406-14에서 일부 개편

치매에 대한 편견과 불안 때문에
상담을 받지 않는 사람도 많다

환자나 환자 주위 사람들이 "어딘가 이상해…"라고 느끼면서도 좀처럼 병원에 가지 않으려고 하는 경우가 많다. 치매에 대한 편견이나 부정적인 이미지가 있기 때문이다.

"어딘가 이상해…"와 '나이 탓'

"진짜 치매라고 판정받으면 어쩌지?"라는 공포심 때문에 진찰을 받지 않고 미루는 경우가 매우 많다. 어렴풋한 위화감을 느끼면서 현실을 직시하지 않고, "다 나이 탓이야"라고 주변 사람들과 자신에게 반복해서 변명한다.

'정말로 치매라면 앞으로 식사도, 배설도 할 수 없게 되고, 가족들에게 고통을 주게 되지 않을까'라는 두려움이 드는 것은 당연하다. 자신에게 어떤 일이 일어나고 있는지 알고 싶지만 치매라고 진단을 받는 일은 두려운 일이다.

치매에 대한 오해를 풀자

폭력 · 배회로 민폐를 끼치는 것은 아닐까?	모든 것을 잊어버리는 것은 아닐까?	어떤 일도 할 수 없게 되는 것은 아닐까?
비록 증상이 나타나도 환경을 정비해주면 차분하게 지낼 수 있다.	옛날 일은 기억하고 있다. 또한, 사람의 기분을 잘 이해할 수 있다.	적절한 도움을 주면 할 수 있는 일도 많고, 사회생활도 할 수 있다.

가족들만이라도 빠른 시일 내에 상담을 받도록 하자

본인이 검진을 거부할 때에는 거짓말을 하거나 너무 무리하여 병원에 데려가려고 하는 것은 좋지 않다. 가족과의 신뢰 관계가 깨지는 것은 앞으로 서로의 인생에 악영향을 끼친다. 건강검진을 겸하여 관련 의사에게 검진을 받는 등 최초의 상담은 친숙한 의사에게 하는 것이 좋다. 또한 가족들이 상담을 받을 수 있는 곳도 있다.

이상하다고 느껴진다면 조속히 상담을 받는 것이 좋다. 치매 진단은 빨리 받을수록 치료에 도움이 된다. 치매 초기에 적절한 대응을 취한다면 불편이나 불안을 최소한으로 줄일 수 있다. 간병 대책을 정비하는 것만으로도 본인과 가족의 심리적 부담을 줄일 수 있다.

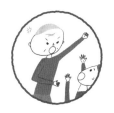

핵심 증상과 주변 증상에 대해서
→ p.14~21

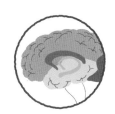

뇌의 상태에 대해서
→ p.22~23

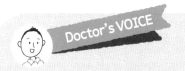
Doctor's VOICE

위루라는 연명 행위로
가족들이 얻을 수 있는 것도 있다

식사를 할 수 없게 되었을 때, 위에 직접 영양을 공급하는 위루

식사를 할 수 없게 되었을 때, 구멍을 뚫어 관으로 영양식을 넣어주는 것을 '위루'라고 한다.

음식을 삼키는 것이 곤란해지는 연하장애가 원인일 경우에 효과적으로 영양을 공급할 수 있다. 또한 치매에 수반되는 정신 증상 때문에 거식이 길어지는 경우에 일시적으로 위루를 통해 영양을 공급하고 나중에 위루를 제거하는 경우도 있다.

늙고 쇠약해져 음식을 먹지 못하는 경우, 대부분 의식이 없는 상태에서 신체에 관을 통하여 영양을 주입하는 모습을 보면서 심정적으로 괴로움을 느끼는 가족도 있다.

어머니가 살아 있는 것만으로도 기쁘다

치매로 누워 있는 사람에게 위루를 할지 말지는 어려운 판단이다. 어머니에게 위루 연명 치료를 하기로 결심한 딸이 이런 이야기를 했다.

"어머니가 살아 있는 것만으로도 기뻐요. 저는 어머니를 간호하고 있다는 것보다 살아 있는 어머니에게 의지하며 격려받고 있기 때문이에요."

소중한 사람이 살아 있다는 것이 의지가 된다는 것은 누구나 같은 생각일 것이다. 위루 선택에 대한 정답은 없다. 환자 본인이 건강했던 시절에 바랐던 일인지를 존중하면서 가족들이 서로 충분히 의논하여 결정하는 것이 좋다.

2장

환자 본인과
가족 사이의 인식 차이

바보 취급을 당했어, 창피해,
또 나만 빼놓고...

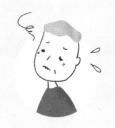

본래 성격이 치매에 영향을 미치는 사람, 영향을 미치지 않는 사람이 있다

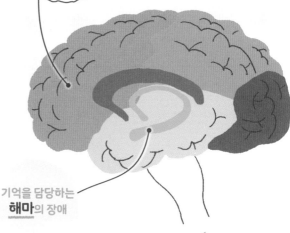

이성을 담당하는 **전두엽**의 장애

이성을 담당하는 전두엽이 장애를 입어 위축되면 이성적·사회적 행동을 할 수 없다. 전두측두엽치매는 성격의 변화, 반사회적 행동이 특징이다.

단, 알츠하이머형이라도 이차적으로 우울증이 생기는 경우도 있으므로 주의가 필요합니다.

기억 형성에 중요한 해마가 장애를 입어 위축되면 기억 장애 등이 나타난다.

기억을 담당하는 **해마**의 장애

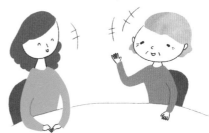

본래 성격은 잃기 어렵다

해마 등이 장애를 입는 알츠하이머형 치매의 경우, 본래의 성격은 잃지 않는다. 명랑한 사람은 명랑한 채로 기억을 잃게 된다.

--- 성격과 무관하게 증상이 나타나는 경우 ---

화를 내거나 성격이 갑자기 변한 것처럼 보이는 사람도 있다. 이런 경우에 가족들은 당황하고 충격을 받기도 한다. 하지만 이것은 뇌의 장애에 따른 영향이다. 특히 전두엽에 장애를 받는 전두측두엽치매(p.73)에서는 반사회적 언동이 두드러진다.

생각 않기

어떤 이야기를 들어도 잘 생각하지 않고 "잊어버렸다", "모른다"고 즉답을 한다. 기억장애와는 달리 '생각하는 것 자체를 하지 않는' 증상이다.

반사회적인 행동

물건을 훔치거나 공공 물건을 가지고 가거나 무전취식, 도박, 지나친 음주, 제어할 수 없는 성적 행동을 하는 경우도 있다.

자리를 뜨는 행동

진찰실에서 자리를 뜨거나 대화 중에 자리를 뜨는 등 행동이나 주의를 지속하는 것이 어렵다.

식생활 이상

좋아하는 음식만 먹는 성향을 나타낸다. 감칠맛이 강한 음식, 예를 들면 단 음식만 계속해서 먹는 경우이다.

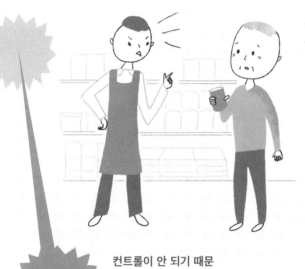

탈억제

컨트롤이 안 되기 때문

전두엽은 뇌 전체의 사령탑 역할을 담당한다. 전두엽 기능이 저하되면 뇌의 다른 영역이 컨트롤되지 않아, 반사회적인 행동이나 정신 증상이 생긴다.

이러한 증상은 뇌 질환에 의한 것으로, 본성이나 인격의 문제가 아닙니다.

Column

야간 폭언, 폭력은 렘수면 행동 이상 증상

심야에 자다 말고 일어나 날뛰거나, 배우자에게 폭력을 쓰기도 한다. 이것은 렘수면 행동 이상 증상으로서 루이체 치매(p.72)에 많이 나타나는 증상이다. 사람은 얕은 렘수면 시에는 꿈을 꾸지만, 렘수면 중에는 근력 활동이 억제되기 때문에 신체는 그다지 움직이지 않는다. 하지만 뇌의 질환으로 취침 중에도 근력 활동이 억제되지 않으면 꿈에 반응하여 소리를 지르거나, 폭력을 쓰기도 한다. 본인이나 가족에게 상처를 입힐 위험도 있으므로 의사와 상담이 필요하다.

"조금 전에도 말했지? 몇 번을 말해!"
"또 틀렸어?"

가족들이 절레절레하면서 대답한다면 환자는 그때의 어조, 표정, 분위기로 좋지 않은 감정을 느낀다.

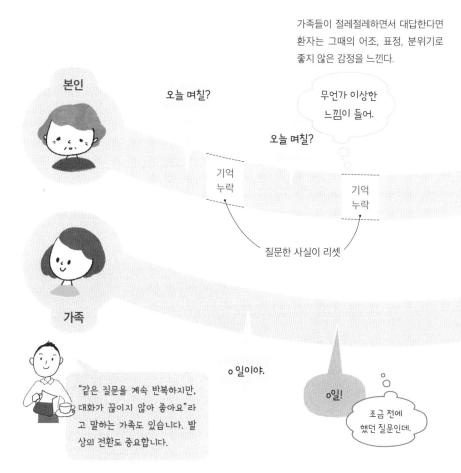

본인

오늘 며칠?

무언가 이상한 느낌이 들어.

오늘 며칠?

기억 누락

기억 누락

질문한 사실이 리셋

가족

"같은 질문을 계속 반복하지만, 대화가 끊이지 않아 좋아요"라고 말하는 가족도 있습니다. 발상의 전환도 중요합니다.

ㅇ 일이야.

ㅇ일!

조금 전에 했던 질문인데.

── 사실은 잊어버렸어도 상대방의 기분에는 민감 ──

치매라는 것을 알고 있어도 몇 번이나 같은 질문을 받으면 누구나 짜증스럽다. "똑같은 거 계속 묻지 마!"라고 화를 냈을 경우 환자는 혼난 이유도 모른 채 심한 상처를 받는다. 사실의 기억은 잃어버려도 감정의 기억은 남기 때문에 '무섭다' '싫다'라는 인상만 쌓여간다.

대응 1

상냥하게 대답한다

계속되는 같은 질문으로 짜증이 났다면 우선 심호흡을 하면서 자신의 짜증을 가라앉힌다. 불안감을 느끼지 않도록 상냥한 표정으로 대답한다. 매일 한 장씩 넘기는 달력으로 함께 날짜를 확인하는 것도 좋은 방법이다.

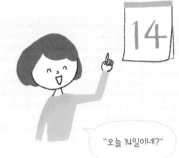

"오늘 14일이네?"

기억의
결핍

오늘 며칠?

한 번밖에 안 물어봤는데
갑자기 화를 내고 그러니?

조금 전에도
말했잖아!!!

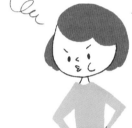

불안, 혼란

화

당혹감,
의기소침

이유도 모른 채 안 좋은 감정이 계속되며 최종적으로는 주변 증상의 원인이 되는 것이다. (p.40)

몇 번씩 같은
질문을 해서 짜증나!

대응 2

잊어버리는 것을 이용한다

식사를 한 사실을 기억하지 못하고 "밥 안 줘?"라고 재촉한다면 "잠깐만 기다려요"라고 말하고 밥 대신 간식 등을 준다. 욕구나 분노 등 충동적인 발언은 5분 정도 지나면 잊어버리는 경우도 많다.

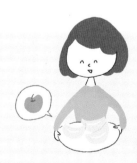

쓸모없는 사람 취급

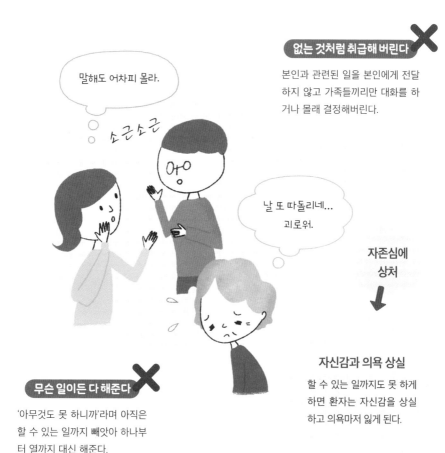

없는 것처럼 취급해 버린다 ✕

본인과 관련된 일을 본인에게 전달하지 않고 가족들끼리만 대화를 하거나 몰래 결정해버린다.

말해도 어차피 몰라.

소근소근

날 또 따돌리네...
괴로워.

자존심에
상처

자신감과 의욕 상실

할 수 있는 일까지도 못 하게 하면 환자는 자신감을 상실하고 의욕마저 잃게 된다.

무슨 일이든 다 해준다 ✕

'아무것도 못 하니까'라며 아직은 할 수 있는 일까지 빼앗아 하나부터 열까지 대신 해준다.

'어차피'라는 식으로 무시하거나 따돌리는 느낌

치매라고 해서 아무것도 못 하게 되는 것은 아니다. '어차피 몰라'라는 식으로 무시하거나 '어차피 못해'라는 식으로 가능한 일마저 못 하게 한다면 자존심에 상처를 입는다. 완벽하지 않더라도 본인에게 이해를 구하고, 할 수 있도록 도와주면서 환자를 존중하는 것이 삶의 의욕을 갖게 한다.

대응 1 역할 분담하기

배식, 설거지, 정원 가꾸기 등 간단한 일이라도 역할을 준다. 그때 "고마워요" "도움이 됐어요"라는 말도 잊지 않도록 한다.

대응 2 천천히 말하기

고령이 되면 청력이 안 좋아지면서 이야기를 잘 못 듣게 되기도 한다. 천천히 큰 목소리로 정중하게 이야기를 한다.

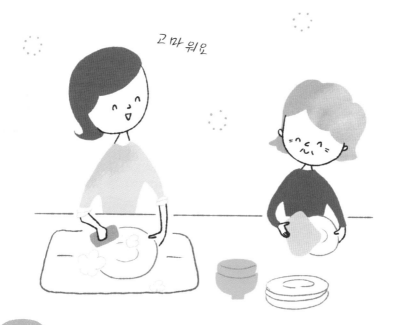

CASE

옛날부터 하고 싶어 하던 일에 도전하고 웃는 얼굴을 되찾았어요

"인문학 강좌에 가고 싶어"라고 조르는 치매에 걸린 엄마, 그 강좌를 이해를 할 수 있을까? 하는 의문이 들었지만 모시고 다녀왔다. 강좌가 끝난 후 엄마는 매우 만족한 얼굴이었다. 중요한 것은 본인이 이해를 할 수 있는지 없는지가 아니라 즐길 수 있을까 없을까라는 것을 깨달았다.

대응 3 따돌리지 않는다

100% 이해를 구할 필요는 없다. 본인에 관한 일은 이해를 하든 못 하든 본인에게 전달한다. 모든 구성원과 함께 있다는 분위기를 조성하고, 발언 기회를 빼앗지 않도록 한다.

할 수 있는지 없는지 시험해 보는 것도 자존심에 상처를 준다

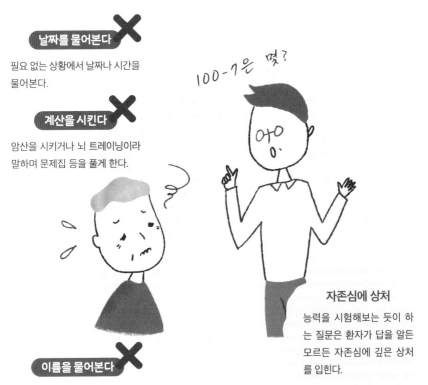

날짜를 물어본다 ✕

필요 없는 상황에서 날짜나 시간을 물어본다.

계산을 시킨다 ✕

암산을 시키거나 뇌 트레이닝이라 말하며 문제집 등을 풀게 한다.

100-7은 몇?

이름을 물어본다 ✕

"이 사람 누군지 알아?" "이름 기억해?"라고 묻는다.

자존심에 상처

능력을 시험해보는 듯이 하는 질문은 환자가 답을 알든 모르든 자존심에 깊은 상처를 입힌다.

─── **케어의 목적에 맞는 태도** ───

치매 초기에는 가족이 증상을 알아보려고 반복해서 기억을 확인하는 일이 있는데 이런 행동은 피해야 한다. 몇 번이나 능력을 시험해보는 것은 굴욕감을 느끼게 하고 자존심에 깊은 상처를 입힌다. 치매 케어의 목적은 환자 본인이 활기차게 생활할 수 있는 환경을 정비해주는 것이다. 환자의 능력을 확인하여 발병 이전의 생활로 돌아가고자 하는 것이 케어의 목적이 아니라는 생각을 가족 모두가 공유할 필요가 있다.

대응
1

시험하지 않는다

계산을 할 수 있고 날짜를 알고 있다고 해도 환자 본인은 이런 것을 알아맞혀야 되는 상황을 고통스럽게 느낄 수 있다.

대응
2

상대방이 먼저 자기 이름을 말한다

이름을 잊어버렸다 할지라도 앞에 있는 사람을 신뢰한다면 상관없다. 불안해하는 모습을 보인다면 이름을 알아맞히게 하지 말고, 우선 상대방이 먼저 이름을 말한다.

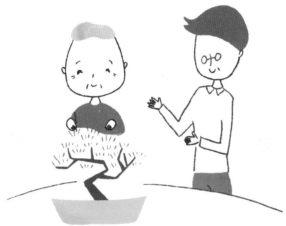

케어의 목적
‖
활기차게 지내는 것

케어의 목적은 환자가 매일 활기차게 지내도록 도와주는 것이다.

평온하고 즐거운 시간을 갖는 것이 가장 우선이죠.

대응
3

지금 할 수 있는 일을 찾는다

치매는 진행성 질환이다. 잃어버린 능력을 원래대로 되돌리는 것은 어렵다. 지금 할 수 있는 것을 찾아 그것을 유지할 수 있도록 돕는다.

CASE

엄마의 장난에 의사도 쩔쩔맨답니다

엄마는 아들인 내가 누구인지 가끔 알아보지 못할 때가 있다. 어느 날 의사 선생님이 "오늘은 누구랑 왔어요?"라고 물으며 내가 누구인지를 물어보자, 엄마는 바로 대답하지 않고 "선생님 환자는 저예요, 저라고요"라고 말하며 나를 보고 있던 선생님의 얼굴을 잡고 본인 쪽으로 향하도록 했다. 간호사들과 선생님은 크게 웃으면서 "죄송합니다"라고 했다.

계속되는 실패와 부정이
주변 증상을 악화시킨다

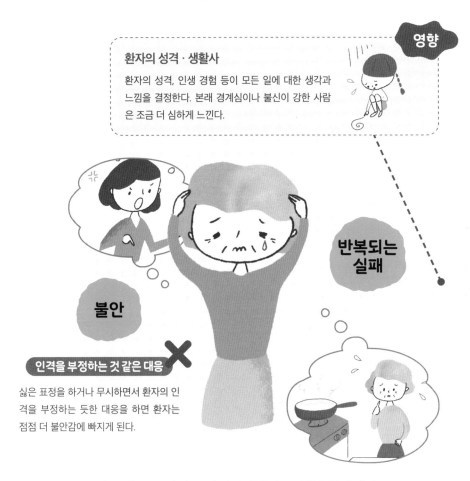

영향

환자의 성격 · 생활사
환자의 성격, 인생 경험 등이 모든 일에 대한 생각과 느낌을 결정한다. 본래 경계심이나 불신이 강한 사람은 조금 더 심하게 느낀다.

반복되는 실패

불안

인격을 부정하는 것 같은 대응
싫은 표정을 하거나 무시하면서 환자의 인격을 부정하는 듯한 대응을 하면 환자는 점점 더 불안감에 빠지게 된다.

주변 증상은 주변의 부정적인 반응으로 인해 일어난다

뇌의 병증이 원인인 핵심 증상에 대한 주변의 대응으로 인해 이차적으로 발생하는 것이 주변 증상(BPSD)이다. 흥분, 공격성, 탈억제 등의 행동 외에 환각, 망상, 불안, 우울 등의 심리적 증상이 나타나기도 한다. 계속되는 실패와 주변의 부정적인 반응으로 불안감에 점점 빠지게 되며 증상이 악화되는 경향이 있다.

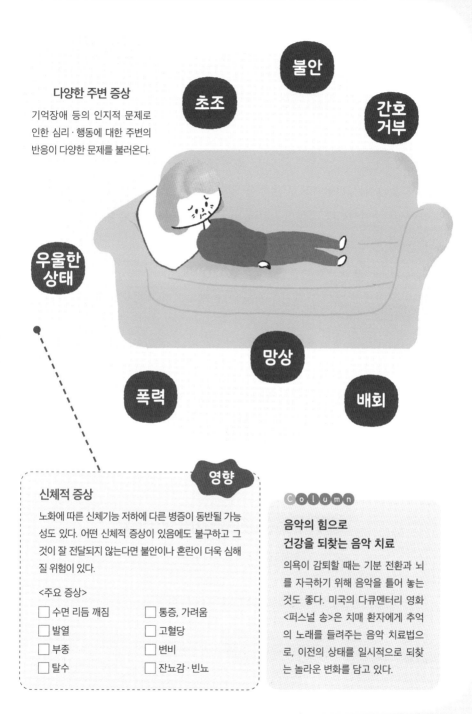

다양한 주변 증상

기억장애 등의 인지적 문제로 인한 심리·행동에 대한 주변의 반응이 다양한 문제를 불러온다.

불안

초조

간호 거부

우울한 상태

망상

폭력

배회

영향

신체적 증상

노화에 따른 신체기능 저하에 다른 병증이 동반될 가능성도 있다. 어떤 신체적 증상이 있음에도 불구하고 그것이 잘 전달되지 않는다면 불안이나 혼란이 더욱 심해질 위험이 있다.

<주요 증상>

☐ 수면 리듬 깨짐
☐ 발열
☐ 부종
☐ 탈수

☐ 통증, 가려움
☐ 고혈당
☐ 변비
☐ 잔뇨감·빈뇨

C o l u m n

음악의 힘으로
건강을 되찾는 음악 치료

의욕이 감퇴할 때는 기분 전환과 뇌를 자극하기 위해 음악을 틀어 놓는 것도 좋다. 미국의 다큐멘터리 영화 <퍼스널 송>은 치매 환자에게 추억의 노래를 들려주는 음악 치료법으로, 이전의 상태를 일시적으로 되찾는 놀라운 변화를 담고 있다.

부정적인 생각은 자신을
파악하는 능력을 잃어버리게 한다

치매 초기에는 건망증으로 물건을 잃어버리고 찾는 일이 잦아지고, 기억력 저하에 따른 언쟁이나 충돌이 빈번하게 일어난다. 본인도, 주위 사람도 위화감을 느끼기 시작하지만 조기 검진을 받지는 않는다.

환자도 가족도 증상의 정확한 판단은 어렵다

이상하다고 느끼면서 검진은 받지 않는 이유 중 하나는 앞에서도 서술한 것처럼 치매 진단을 받을지도 모른다는 공포감이다. 본인은 물론 가족들도 나이 탓이라고 생각하고 싶기 때문에 증상을 별것 아니라고 넘겨버린다.

치매에 대해 판단하는 것은 매우 어렵다. 병의 진행에 따라 본인의 자각은 점점 모호해지며 증상을 스스로 설명하는 것이 어렵게 된다. 이 때문에 가족들이 치매에 대한 지식을 갖고 있지 않으면 올바르게 증상을 파악할 수 없다. 본인이 검진을 거부하는 경우에는 가족들이 전문가와 상담하는 방법도 있다. 치

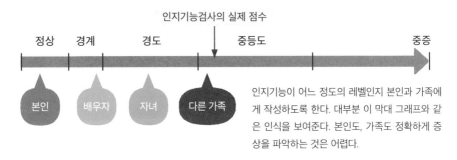

증상의 파악은 본인도, 주변 사람도 어렵다

인지기능검사의 실제 점수

| 정상 | 경계 | 경도 | 중등도 | 중증 |

본인　배우자　자녀　다른 가족

인지기능이 어느 정도의 레벨인지 본인과 가족에게 작성하도록 한다. 대부분 이 막대 그래프와 같은 인식을 보여준다. 본인도, 가족도 정확하게 증상을 파악하는 것은 어렵다.

매 초기에 빠르게 대응한다면 주변 증상을 막거나 완화할 수 있으므로 조기 검진이 매우 중요하다.

신체적 불편함은 자각할 수 있지만 알리지 않는다

고령이 되면 다양한 신체 증상이 나타나지만, 치매의 경우 말로 표현하지 못하는 경우도 많이 있어 주의가 필요하다. 또한 치매 환자의 신체 증상에는 주변 증상으로 심인성 증상* 외에 다른 증상이 숨겨져 있는 경우도 있다. 적절하게 대처하지 않으면 삶의 질이 현저하게 저하된다.

더욱 조심해야 하는 것이 섬망이라는 일시적인 의식장애이다. 심하게 흥분을 동반하는 경우도 있다. 일반적으로는 약의 부작용이나 환경의 변화, 탈수 증상 등으로 일어나게 되지만 치매 증상의 합병증으로 발병한다. 섬망 증상을 보이면 즉시 의사와 상담해야 한다.

약의 부작용으로 탈수 증상이나 변비가 오는 경우도 있다. 발열이나 변비, 피부의 가려움증 등으로 안절부절못하며 방 안에서 발을 동동거리는 사람도 있다. 가족은 환자의 표정이나 행동을 잘 관찰하고, 다양한 가능성을 생각하면서 신체 증상을 체크할 필요가 있다.

다음의 내용을 확인해봅시다

☐ 배변은 규칙적입니까?
☐ 피부에 습진, 가려움이 있습니까?
☐ 발열이 있습니까?
☐ 식사·수분 섭취는 하고 있습니까?
☐ 다리에 부종이 있습니까?
☐ 잘 주무십니까?

환자를 대신해 가족이 판단을 내리는 경우에도 도움이 됩니다.

---

* 심신 장애로 어깨가 쑤시거나 마음이 불안해지는 등 원인이 확실치 않은 불쾌감을 호소함

환각, 망상도 본인에게는 사실로 여겨진다

치매 환자는 "어제는 잘 했잖아. 오늘은 왜 못 하는 거야?" "왜 거짓말을 하는 거야?" "갑자기 왜 화를 내는 거야?" 이런 말을 계속 들으면서 생활하고 이해할 수 없는 일이 계속해서 생긴다. 치매 환자가 사는 세계와 그렇지 않은 사람이 보고 있는 세계는 다르기 때문이다.

기억이 사라져버리는 세계

치매 환자는 직전의 일을 잊어버린다. 치매 환자에게 몇 분 전의 일은 이미 사라지고 없는 일이다. "밥 안 줘?"라고 묻는다면 밥을 먹은 기억이 없기 때문이다. "밥을 먹지 않았다"라는 말은 본인에게는 거짓말이 아니라 사실이다.

지어낸 이야기(만든 이야기)로 자신의 실패를 가족의 탓으로 돌리는 경우도 있다. 이것도 없어진 기억을 이미지나 확신만으로 채우기 위함이다. 본인의 세계의 앞뒤를 맞추기 위해 이야기를 만들어내는 것이다. 앞뒤가 맞지 않는 이야

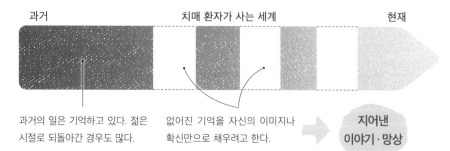

만들어낸 이야기나 망상으로 보충하려고 한다

과거   치매 환자가 사는 세계   현재

과거의 일은 기억하고 있다. 젊은 시절로 되돌아간 경우도 많다.

없어진 기억을 자신의 이미지나 확신만으로 채우려고 한다.

지어낸 이야기·망상

기로는 그 세계에 있기 불편해지기 때문이다. 거짓말은 누구나 가진 자기방어 본능에서 나오는 것으로, 아무 이유 없이 하고 싶어서 하는 것은 아니다.

망상은 불안이나 고통으로부터 자신을 지키기 위한 수단

보이지 않는 것이 치매 환자의 세계에서는 보이는 경우도 있다. 환각도, 망상도 환자 본인에게는 현실이다. 그것이 사실이 아니라고 알려줄 때는 배려하면서 조심스럽게 해야 한다.

가족이 지갑을 훔쳐 갔다는 도둑질 망상은 매우 흔히 일어난다. 지갑을 놓아둔 장소를 잊어버렸을 때, 가족들에게 서운한 감정이 있을 때, 순순히 부탁하고 싶지 않을 때 생기기도 한다. 또한 가족들에게 불안감을 호소하고 싶지 않을 때, 잊어버린 것을 인정하고 싶지 않을 때 나타나기도 한다. 망상은 불안이나 고통으로부터 자신을 지키기 위해 다른 형태로 속마음을 드러내는 수단 중 하나이다.

의심을 받은 사람은 상처를 받고 괴로울 것이다. 하지만 부정하지 말고 함께 물건을 찾는 등 친절하게 대응해보자. 환자의 기분이 안정되면 망상이 줄어드는 경우도 있다.

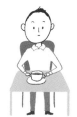

부정하지 말고,
가만히 지켜보세요.

거울을 보며 말을 건네는 거울 현상
거울을 보면서 거울 안의 사람과 싸우고 흥분하는 일이 자주 있는 경우는 거울을 가리거나 치우는 것이 좋을 수 있다.

'할 수 없는 일 = 나쁜 일'이라고
정해놓지 않는다

치매가 진행되면서 기억력이나 언어능력은 점점 쇠퇴한다. 이렇게 되면 사회생활을 하는 데 있어서 불편해질지도 모른다. 하지만 결코 나쁜 일도, 부끄러운 일도 아니다.

할 수 없는 일을 그대로 받아들인다

다리를 다쳐서 불편해졌다면 지팡이나 휠체어로 기능을 대신하고, 문지방이나 문턱을 제거하여 지내기 쉽게 환경을 재정비한다. 치매 케어도 그것과 같다. 할 수 없는 일을 받아들이고 도와줄 방법을 찾는 것이 기본이다.

이미 다리를 잃어버린 사람에게 두 다리로 걷는 훈련을 시키지 않는 것과 마찬가지로 인지기능이 저하된 사람에게 기억력을 원래대로 되돌리는 훈련은 아무 의미가 없다. 현재의 상태를 지켜보면서 부족한 부분을 채워주는 식의 케어를 해야 한다.

인지기능을 확인하는 것은 증상을 정확하게 파악하고, 적절한 케어를 위함이다. 평가만으로 일희일비할 필요는 없다. 있는 그대로 받아들이고 평온한 생

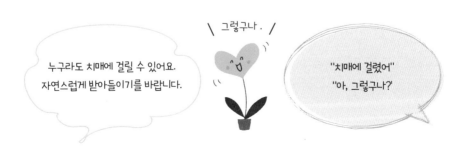

그렇구나.

누구라도 치매에 걸릴 수 있어요.
자연스럽게 받아들이기를 바랍니다.

"치매에 걸렸어"
"아, 그렇구나?"

활을 할 수 있게 돕는 것이 주된 목적이다.

우뇌의 기능은 상대적으로 활발해진다

단어가 떠오르지 않거나 대화가 이어지지 않는 경우도 있다. 아무것도 모르게 되는 것은 아니다. 치매에 걸리면 단어를 관장하는 좌뇌의 기능이 저하되고 동시에 우뇌의 기능이 상대적으로 활발해지는 경향이 있다. 우뇌가 활발해지면 주변 분위기를 민감하게 받아들이게 된다. 상대가 온화한 태도로 응대하고 있는지, 사무적인 태도로 응대하고 있는지를 더 잘 알게 되는 것이다. 억지 미소로 표면적인 태도를 취한 상대방에게 치매 환자가 "당신은 눈이 웃고 있지 않아"라고 예민한 표현을 하는 경우도 있다. 또한 데이케어 서비스*에서 불쾌한 경험을 했다며 "두 번 다시 그곳에는 안 갈 거야"라고 거부하는 경우도 있다. 감각적인 기억이 남아 있기 때문이다.

치매에 걸리면 기억의 아웃풋이 어려워지지만 모든 기억이 없어지는 것은 아니다. 치매 환자가 갑자기 예전의 상태로 돌아가거나 가족과 예전처럼 대화하는 경우는 많이 보았을 것이다. 본인이 쌓아온 인생의 기억이나 경험은 본인의 세계에서는 아직 잊어버리지 않았다는 증거일 것이다.

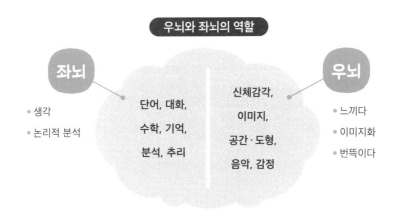

우뇌와 좌뇌의 역할

좌뇌
- 생각
- 논리적 분석

단어, 대화,
수학, 기억,
분석, 추리

신체감각,
이미지,
공간·도형,
음악, 감정

우뇌
- 느끼다
- 이미지화
- 번뜩이다

---

* 장애인, 고령자 등을 대상으로 하는 주간보호시설

지금 상태에서 할 수 있는 일과
할 수 없는 일을 판별한다

치매에 걸렸다는 사실은 본인에게는 물론 가족에게도 심한 충격을 준다. 무엇보다 고통스러운 것은 지금까지 보아왔던 부모님이나 배우자의 이미지가 점점 붕괴되어버리는 것이다. 가족은 이러한 상실감에 시달리게 된다.

상실감은 가족들에게도 고통스러운 일

가족들의 심경은 당혹감에서 부정, 혼란을 거쳐 체념에 이르러서야 비로소 수용의 단계로 들어갈 수 있다. 처음부터 있는 그대로 담담히 받아들일 수 있는 사람은 없다. 마음속으로 고민하고 괴로워하는 시간을 거쳐 마침내 있는 그대로의 모습을 인정하고 받아들이게 되는 것이다.

이렇게 받아들이게 되기까지 우울증이나 불안에 빠져 정신이 불안정해지는 가족들이 많은 것도 사실이다. 외관상 바뀐 것이 없고, 너무도 당연하게 할 수

치매 환자 가족들의 심경 변화

STEP 1	STEP 2	STEP 3	STEP 4
당혹감·부정	**혼란·화·거부**	**체념, 결단**	**수용**
지금까지 당연하게 할 수 있었던 일을 할 수 없게 되면서 당혹감, 부정적인 감정을 갖는다.	왜 할 수 없는지를 받아들이지 못하고 혼란, 화, 거부감이 커진다. 환자에게 엄하게 대하기도 한다.	치매에 대한 지식을 쌓고, 같은 상황에 있는 환자나 가족이 있다는 것을 알고, 저항해도 어쩔 수 없다고 생각하게 된다.	사실을 받아들이고, 앞으로 어떻게 하면 환자와 가족들이 잘 살아갈 수 있는지를 생각하게 된다.

있던 일을 갑자기 할 수 없게 되는 환자의 모습을 보면서 "왜 못 하는 거야!"라고 화를 내고 다그치는 것은 아무 도움도 되지 않는다.

가능한 한 빠른 시간 내에 생각을 고쳐먹고 과거의 이미지에서 벗어나 지금 현재를 위한 케어 시스템을 마련하는 것이 현명하다. 그러기 위해서는 우선 치매가 뇌의 질병으로 인한 장애라는 것을 올바르게 이해하고 전문가에게 상담을 받고 필요한 도움을 받는 것이 중요하다.

지금 할 수 있는 일, 할 수 없는 일은 무엇일까?

치매에 걸려 기억을 잊어버려도 할 수 있는 일이 많이 남아 있다. 그중에서도 악기 연주, 뜨개질, 자전거, 수영 등 몸으로 익힌 것은 '절차기억*'이라고 하며, 다른 기억은 잊어버려도 이것은 잊어버리지 않는다.

아무것도 할 수 없다며 자신감을 잃은 치매 환자에게 데이케어 서비스에서 배운 노래를 불러보게 했더니 놀랄 만큼 생기 있는 표정이 되었다고 한다. 자신감이 회복되면 마음에 안정감이 생겨서 주변 증상도 억제할 수 있다.

스스로 본인의 상태를 객관적으로 파악하기란 참 어렵다. 가족들이 환자가 좋아했던 일, 잘했던 일을 생각해보고 도움을 주면서 도전하게 해주는 것이 좋다.

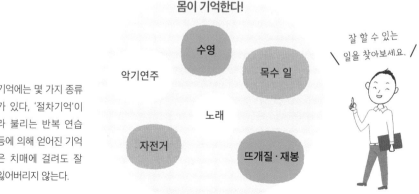

몸이 기억한다!

수영

목수 일

악기연주

노래

자전거

뜨개질·재봉

잘 할 수 있는 일을 찾아보세요.

기억에는 몇 가지 종류가 있다. '절차기억'이라 불리는 반복 연습 등에 의해 얻어진 기억은 치매에 걸려도 잘 잃어버리지 않는다.

---

* 행위나 기술, 조작에 관한 기억으로서 수행할 수 있으면서도 쉽게 표현할 수 없는 지식을 표상한다.

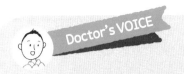
Doctor's VOICE

보호자가 되면서
엄마에 대한 생각이 바뀌었어요

가족이기 때문에 복잡한 기분이 든다

치매 환자를 가족이 간병한다는 것은 언뜻 보기에는 이상적으로 보이지만 가족이기 때문에 어려운 일도 있다. 예를 들면 멀쩡했던 부모님이나 배우자가 하루하루 변해가는 모습을 보는 것은 괴롭고 마음에 부담이 되는 일이다.

오랜 세월 장년기 생활을 함께 해온 가족들은 복잡한 감정이 드는 것이 당연하고 이것이 케어에 영향을 끼치기도 한다.

젊었을 때 배우자가 바람을 피운 일이 마음속에 응어리로 남아, 질투 망상에 빠져 배우자를 괴롭히는 환자도 있다. 또한 반대로 바람을 피운 사람이 치매에 걸렸을 경우 그 배우자는 환자를 케어하면서 심한 스트레스를 받기도 한다. 자식들이 케어할 경우, 어린 시절 아버지의 태도를 용서할 수 없어 치매에 걸린 아버지에게 심하게 대하는 경우도 있다.

간병을 계기로 관계가 변하기도 한다

치매에 걸린 어머니를 간병하게 된 딸이 있었다. 어머니는 딸이 어렸을 때 딸을 두고 집을 나가버린 적이 있었고 그 후로도 딸과 어머니의 관계는 소원했다. 하지만 어머니가 치매에 걸렸고 주변에 어머니를 보살펴줄 사람이 아무도 없었기에 딸이 보살피게 되었다고 한다. 딸은 처음에는 "내가 안 할 수가 없으니까"라고 푸념했지만, 나중에는 오히려 정성스럽게 간호하게 되었다.

딸은 예전부터 어머니가 자신을 싫어한다고 생각했는데, 간병을 위해 집에 방문할 때마다 기뻐하는 엄마의 얼굴을 보며, 분노가 사라졌다고 한다. 어머니가 치매에 걸리고 나서야 그동안 어머니가 살아오면서 얼마나 많은 고생을 했는지를 알게 되었다. 이처럼 치매 간병은 가족 관계를 변화시킬 수 있다.

3장

있는 그대로를 인정하고
결여된 기능을 보충하자

틀려도 두렵지 않아.
지금 이대로도 괜찮아.

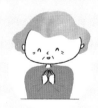

적극적, 소극적, 부정적 감정의 혼란

절망

인생이 끝나버린 듯 절망감에 빠지게 된다. 앞으로 어떻게 해야 하는지 생각나지 않으며, 슬프고 고통스러운 기분이다.

앞으로 어떻게 살아가면 좋을지... 기력도 없어.

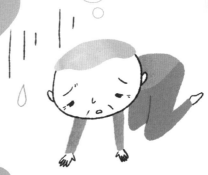

환자 본인은 물론 가족들도 같은 충격을 받으며, 복잡한 생각을 하게 됩니다.

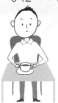

병증이 진행됨에 따라 이러한 충격을 경험하게 된다.

CASE

진단 후 자신이 가진 편견을 깨닫게 되었다

경도인지장애(MCI · p.82)라고 진단받은 후 1년, 당시의 절망감은 자신이 치매에 대해 갖고 있던 편견 때문이었다는 것을 알았다. 치매 환자도 자신의 인생을 살아간다. 편견 때문에 더 힘든 것일 수 있다.

—— '혹시...'가 사실이 되는 충격 ——

아무리 각오한다고 하더라도 실제로 치매라고 판정을 받았을 때의 충격은 예상할 수 없다. 인생이 끝났다는 절망감에 큰 타격을 받는다. 반드시 나을 수 있다며 투지를 불태우기도 한다. 이런 일은 있을 수 없다며 부정한다. 여러 감정이 마음속에서 생겨나기도 없어지기도 하며 혼란에 빠진다.

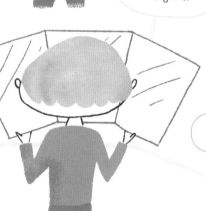

수용

치매라는 병을 이해하고 받아들이고 앞으로 매일 어떻게 지내면 좋을지 긍정적으로 생각하는 기분

병이 있다는 것을 확실히 알게 되어서 다행이야.

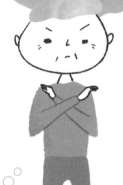

부인

"나는 치매환자다"라는 것을 인정하지 않는다. 고통스러운 현실을 직시할 수 없는 심경

내가 치매라니! 그럴 리가 없어. 무언가 잘못된 거야.

─── 혼자서는 어렵다 ───

성격이나 증상에 따라 진단 이후의 충격이 환자 본인에게 큰 스트레스가 되어 치매가 악화되는 경우도 있다. 진단 후 충격을 받는 것은 가족들도 똑같다. 당장 케어 시스템을 마련하는 것부터 어려울 것이다. 이럴 때 가족들끼리만 고민하지 말고 의료나 케어 전문가에게 도움을 구하고 상담을 받는 것이 좋다.

"잊어버려도 괜찮아" 하고 안심하다 보면 증상이 완화되는 일도 많다

"괜찮아, 괜찮아"

"잊어버려도 괜찮아" "실패해도 괜찮아"라고 얘기해준다. 환자가 실패했을 때 호들갑 떨지 말고 본인이 의식하지 않도록 도움을 준다. 치매인은 상대방의 태도나 표정에 민감하다. 웃는 얼굴로 온화하게 다가간다.

안심할 수 있고, 자존심을 지킨다

주변 증상이 안정되며, 의욕이 생긴다

가족들에게도 여유가 생긴다

더욱 적절한 케어를 실천할 수 있다

자존심에 상처를 입고 불안을 느끼는 것이 주변 증상을 더 악화시킨다. 우선 이런 기분을 이해하고 보살펴주어야 한다. 적절한 대응은 긍정적인 순환을 불러온다.

안심감과 자존심을 지키는 환경을 만든다

경도인지장애나 치매 초기의 단계에서는 본인도 실수를 자각할 수 있고, 기억을 잃어가는 것에 대한 불안감에 빠진다. 이러한 불안한 마음을 보듬어주고 안심할 수 있는 환경을 만들어준다. "잊어버려도 괜찮아"라고 다독여주고 발생하는 일을 담담하게 받아들이고 온화한 분위기를 만들어주자. 스스로 할 수 있는 일은 환자 스스로 할 수 있도록 하며, 자존심에 상처를 주지 않도록 배려한다.

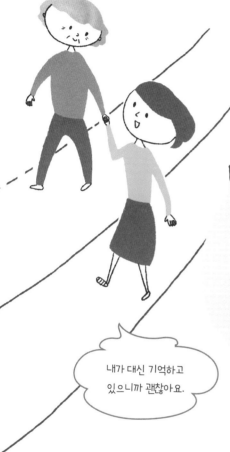

그렇다면 안심이지.

내가 대신 기억하고 있으니까 괜찮아요.

Key word 2

"천천히, 천천히"

무엇을 하든 재촉하는 것은 실패의 원인이 된다. "천천히 갈아입어" "천천히 목욕하자" "초조해하지 않아도 돼" "기다리고 있으니까 괜찮아"라고 말하며 안심시킨다. 시간이 걸려도 본인 스스로 하게 된다면 자신감도 생기고 자존심도 지킬 수 있다.

Key word 3

"고마워"

특히 초기 단계에는 본인이 가족들에게 짐만 되고 있다는 생각을 한다. 본인이 할 수 있는 일을 하게 만들며, 가족들은 감사의 인사를 전한다. 본인은 "함께 있어도 괜찮겠다" "살아 있어도 괜찮겠다"라고 자신의 존재를 인정할 수 있다.

Column

거실의 환경을 쾌적하게 만든다

심리적인 것뿐 아니라, 물리적인 면에서 거실의 환경은 마음의 안정을 위해 중요하다. 생활공간의 온도와 습도에 신경을 쓰며, 자주 확인한다. 고령자 방의 텔레비전 음량 설정이 너무 크면, 두통의 원인이 되기도 한다. 가족들이 세심하게 조절한다.

상대방이 놀라거나 기겁하지 않으면
환자도 안심하고 생활할 수 있다

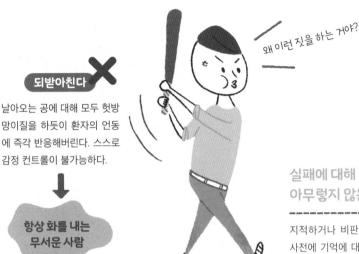

되받아친다 ✕

날아오는 공에 대해 모두 헛방 망이질을 하듯이 환자의 언동에 즉각 반응해버린다. 스스로 감정 컨트롤이 불가능하다.

⬇

항상 화를 내는 무서운 사람

왜 이런 짓을 하는 거야?

실패에 대해 아무렇지 않은 척한다

지적하거나 비판하지 않는다. 사전에 기억에 대한 힌트가 될 수 있는 키워드를 주고 떠오르게 한다.

 오늘은 O일이야, 지금은 OO시야~

 아 그래!

Column

배설 행위에는 무덤덤하게 반응한다

누구나 배설 행위는 남에게 보이고 싶지 않은 것이다. 도움이 필요해도 환자의 자존심에 상처를 주지 않도록 배려한다. "많이도 쌌네" 등의 감상은 불필요하다. 평상시와 같은 표정으로 아무렇지 않은 것처럼 "바로 치울게요"라고 담담하게 행동한다.

── 환자의 기분이나 행동을 그대로 받아들인다 ──

주위 사람들의 대응에 따라 기분은 크게 변한다. 본인이 실패하더라도 가족들이 놀라거나 혼내지 않는다는 것을 안다면 안심할 수 있고 거짓말이나 망상이 줄어든다. 너무 무리하다 보면 반발심이 생기지만 기분을 맞춰주며 있는 그대로를 받아들여준다면 고분고분해진다. 친절하게 대하면 상대방도 친절하게 응대하는 인간관계의 원칙은 치매에 걸려도 변하지 않는다.

케어하는 가족이 서두르거나
안달복달하거나 어쩔 수 없이
하는 대응은 환자에게 상처를
주거나 기운 빠지게 하는 것으
로 주의를 기울인다.

- 실패했을 때 엄하게 주의를 준다.
- 어린아이 대하듯 한다.
- 아무렇게나 취급한다.
- "~하지 않으면 ~안 해준다" 등 교환 조건을 붙인다.
- 거처를 협박하는 언동을 한다.
- 환자 본인이 겪는 경험을 인정하지 않는다.
- "빨리!" "서둘러"라고 재촉한다.
- 무리하게 강요한다.
- 무시하고 방치하고 뒷전으로 미룬다.

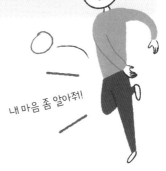

내 마음 좀 알아줘!

대응을
바꿔보자

마음 캐치볼을 해보자

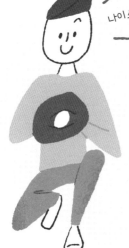

나이스 볼

받아들인다

오는 공을 잘 받을 수 있도록
환자의 언동을 우선 받아들인
다. 위험한 일이 아니라면 지
켜보는 여유를 갖는다.

화내지 않고,
안심할 수 있는 사람

그 사람의 세계와 맞춰준다

현실과는 어울리지 않는 언동을 하더
라도 부정하지 않는다. 환자가 사는
세계를 존중하고, 그 세계를 이해할
수 있도록 이야기한다.
예를 들면...

 "일하러 가야 해."

 "오늘은 쉬는 날이니까
가지 않아도 돼."

 "(집에 있는데도) 집에 안 갈 거야."

 "차라도 마시고 계세요."

다른 장애와 마찬가지로
어려움을 겪는 일에 도움을 준다

 무엇을
사야 할까?

오늘은 카레를
만들자

목표를 정한다

계획을 세운다

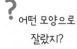 어떤 모양으로
잘랐지?

계획을 실행한다

이 부분에서 도움을 준다

시장을 볼 목록을 만들어준다. 가능하
다면 함께 가서 본인이 직접 고르게 한
다. 사람이 붐비지 않는 시간대에는 조
금 더 안정적으로 시장을 볼 수 있다.

무엇 때문에 곤란한지를 잘
관찰하고 도와주세요.

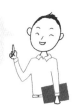

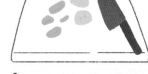

이 부분에서 도움을 준다

부엌칼을 들고 메뉴에 맞게 자를 수 있
도록 시범을 보여주고, 환자가 따라 하
도록 해준다.

할 수 없는 일만 도와준다

다리가 불편한 사람에게 계단에서 손을 잡아주면 도움이 되지만 차만 타고 다
니게 하면 근력이 줄어든다. 치매라 하더라도 주위에서 모든 것을 해주면 기력
도, 체력도 위축이 된다. 할 수 없는 일만 도움을 주는 것이 좋다. 스스로 해낸
기쁨이 자존심을 회복시켜준다.

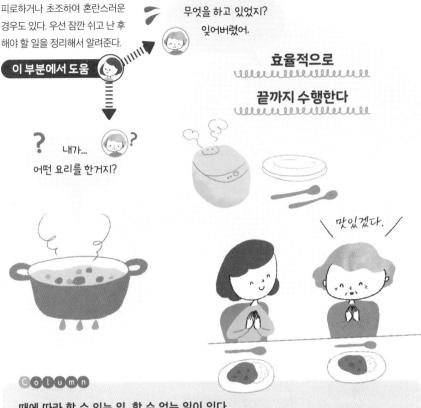

피로하거나 초조하여 혼란스러운 경우도 있다. 우선 잠깐 쉬고 난 후 해야 할 일을 정리해서 알려준다.

이 부분에서 도움

무엇을 하고 있었지? 잊어버렸어.

효율적으로

끝까지 수행한다

내가... 어떤 요리를 한거지?

맛있겠다.

때에 따라 할 수 있는 일, 할 수 없는 일이 있다

많은 일을 원활하게 수행하는 날이 있다면 원활하지 못한 날도 있다. 할 수 있다가 할 수 없다가 하는 것이 치매 증상의 하나이다. 원래 이런 병이라는 생각을 가지고 일어난 일을 받아들인다.

––––––– 일련의 동작이 원활하게 되지 않는다 –––––––

치매는 기억장애, 지남력장애, 실행기능장애 등이 뒤섞여, 일련의 작업을 할 수 없게 되는 경우가 있다. 하지만 그 작업의 어떤 부분이 곤혹스러운지 관찰하고 특정하여 도와준다면 작업 전체를 원활하게 진행할 수 있게 된다. 요리를 만들 수 없다면 요리의 작업 순서를 분석, 관찰한다. 장보기를 할 수 없다면 가족들이 리스트를 만들어주면 좋다. 먼저 다음 작업을 보여주면 나머지 순서는 생각해내는 경우도 있다.

미리 준비하여 불안을 줄이고
편안하게 생활하게 한다

1

금방 잊어버리게 되는 것에 대한 불안

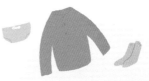

대응 1

정보량은 적게,
반복하여 전달한다

정보가 너무 많으면 혼동되기 쉬우므로 요점을 정한다. 한 문장에 2개 정도의 단어로 짧게 반복하고, 확인하면서 대화를 이어간다. 문자를 보여주는 편이 이해하기 쉬울 때도 있다.

필요 수량을 정한다

일주일 동안 필요한 옷의 수량을 정한다. 옷의 조합 등이 헷갈리지 않도록 하면, 본인도 관리하기 쉽다.

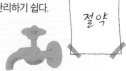

절약

대응 2

메모를 하며
필요하지 않다면 X 표시를 한다

중요한 일은 메모해서 정해진 곳에 붙이거나 달력에 써놓는다. 불필요한 것은 혼란스럽지 않도록 X 표시를 한다.

주의 사항을 붙인다

절수, 절전, 가스 불 확인 등 간결한 단어로 주의 사항을 적은 종이를 활용한다.

대응 3

중요한 물건은 한 곳에 놓는다

지갑이나 열쇠 등의 중요한 것은 상자 하나에 넣어놓고, 눈에 잘 띄는 곳에 둔다. 뚜껑이 덮여 있는 것은 안 된다. 환자가 넣어두는 것을 잊어버렸다면 조용히 상자 속에 넣어 둔다.

필요하다면 보청기나 돋보기를 준비하세요. 안전 인증을 받은 전자 제품을 사용하는 것도 좋아요.

2

실패한다면 버려질지도 모른다는 불안

대응 1

신체를 접촉하며 다가간다

천천히 이야기를 들어주고 수긍하며
괜찮다고 말한다. 손을 잡아주거나
어깨를 토닥여주는 등의 스킨십 케어
도 효과적이다.

Column

친근한 신체 접촉은 안심할 수 있다

인간은 친근한 신체 접촉만으로 스트레
스를 완화하는 옥시토신이라는 호르몬
이 분비되어, 불안이나 스트레스가 경
감된다. 환자가 불안한 모습을 보인다
면 손을 잡아주거나 등을 토닥여주며
안심시켜준다.

족욕 케어로 불안 해소

불안감 때문에 잠을 이루지 못할
때는 10~15분 정도 족욕을 시킨다.
케어를 받는 것만으로 안심시킬
수 있고, 족욕의 온열 효과로
혈액순환이 좋아져서 잠을
깊이 잘 수 있다.

\ **불안의 사인** /

무언가를 말하거나 행동할 때 가족
들을 둘러보며 확인하는 것은 불안
하다는 사인이다.

힐끗

대응 2

환자가 부르기 전에 먼저 말을 시킨다

버려질지도 모른다는 불안 때문에 가
족을 부르기도 한다. 환자가 부르기
전에 말을 걸어주고 안심시킨다.

--- **네 가지 불안을 제거한다** ---

건망증을 시작으로 하는 치매의 핵심 증상은 생활에 큰 지장을 초래하여 네 가
지 불안을 야기한다. 미리 대책을 세운다면 불안을 줄일 수 있다. 치매는 진행
되는 병이므로 증상의 변화를 놓치지 말고 정기적으로 적합한 케어를 한다.

3

날짜와 장소를 모르는 것에 대한 불안

대응 1

달력이나 시계를 눈에 띄는 장소에 둔다

달력이나 시계는 문자가 크고 보기 쉬운 것으로, 눈에 잘 띄는 곳에 둔다. 시계는 아날로그, 디지털 등 환자가 읽을 수 있는 것을 선택한다.

달력 & 디지털시계를 활용

월별 달력은 오늘이 며칠인지 알 수 없는 것도 많다. 일력, 디지털시계 등을 같이 놓아두는 것이 좋다.

대응 2

상황을 알 수 있게 반복하여 전달한다

여러 명이 함께 이야기하는 도중에는 대화를 이어나갈 수 없고, 이야기를 하는 상대를 잊어버리는 경우도 있다. 반복하여 전달하며 안심시킨다.

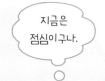

지금은 점심이구나.

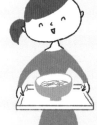

점심 식사가 왔습니다

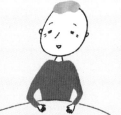

대응 3

화장실의 장소를 표시해둔다

화장실이라는 것을 알 수 있는 종이를 문에 붙여둔다. 거실에서 화장실까지의 복도에 테이프를 붙여서 유도한다. 화장실 문을 열어두는 것도 좋다.

대응 4

아침, 점심, 저녁을 알 수 있도록 이야기한다

"좋은 아침" "아침이야" "점심 먹자" "밤이 깊었어, 이제 잘 시간이야" 등 시각에 관한 단어를 사용하여 이야기한다.

4

다음에 무엇을 해야 하는지 모르는 불안

대응 1

구체적으로 해야 할 것을 전달한다

다음에 해야 할 행동에 대해서 지시하는 것이 아니라, 아무렇지 않게 전달한다. "지갑과 손수건 챙겼어?" "추우니까 코트가 좋겠네" 등 구체적으로 이야기한다.

대응 2

순서표를 만들어 붙인다

가전제품의 사용 방법 및 순서를 쓰고, 눈에 잘 띄는 곳에 붙인다. 세탁기라면 '1) 뚜껑을 연다. 2) 세탁물을 넣는다. 3) 세제의 뚜껑을 연다'와 같이 단계를 세분화하여 알기 쉽게 한다.

\ 불안의 사인 /

순서를 잊어버리면 멍한 상태가 된다. 다음 행동을 취하지 못하고 계속 서 있거나 같은 곳을 왔다 갔다 한다면 불안하다는 신호다.

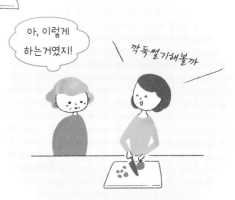

아, 이렇게 하는거였지!

깍둑썰기해볼까

대응 3

같은 동작을 시범으로 보여준다

같은 동작을 천천히 시범을 보인다. 옷의 착용 순서 등은 순서를 알려주고, 함께 해본다면 이해하기 쉽다.

Column

넘어지는 것을 막기 위한 여러 가지 대책

고령자는 골절 등으로 계속 누워 있게 되면 치매가 악화되는 경우도 있다. 계단이나 욕실에는 손잡이를 설치하고, 카펫 끝이나 전기 코드 때문에 넘어지는 일이 없도록 확인한다. 옥외에서는 미끄러운 길, 마루, 단차 등에 주의한다. 즉, 하체의 근력을 위해 제자리걸음을 하는 것도 추천한다. 1일 1회 10분이라도 운동 습관을 들인다면 생활의 활력소가 된다.

한 사람의 인간으로서 존중하면서 이야기를 듣고 이야기를 건넨다

가족이나 주변에서는 치매로 인한 곤란한 상황에만 주목하기 쉽다. 열심히 돌보면서 곤란한 상황에 대처하려고 해도 환자와의 신뢰 관계를 쌓지 않으면 주변 증상이 늘어난다.

치매라는 병이 아닌 인간으로서 대하자

치매라 하더라도 치매인이 아닌 한 사람의 '인간'으로서 대해야 한다. 의사나 간호 스태프들과 교류를 할 때도 가족은 환자의 증상뿐 아니라 그 사람 그대로를 이해할 수 있도록 노력해야 한다. 성장 과정이나 성격, 신조, 좋고 싫음 등도 중요한 정보이다. 지금에 이르기까지 본인이 어떤 인생을 살아왔는지, 무엇을 중요하게 생각하는지를 되돌아보며 확인한다.

평소에 환자가 이야기의 내용을 완벽하게 이해할 수 없었다 하더라도 이야기할 때는 환자의 얼굴을 보고 이야기하자. 병원에서 검진을 할 때는 환자 본

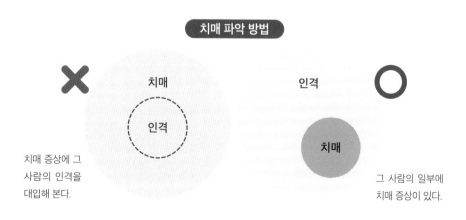

치매 파악 방법

치매 증상에 그 사람의 인격을 대입해 본다.

그 사람의 일부에 치매 증상이 있다.

인도 이야기를 할 수 있도록 배려해주는 것이 좋다.

　검사 등의 새로운 일을 할 경우에는 환자 본인에게 미리 알려주고 동의를 구하도록 한다. 단어가 부자연스러운 것일 뿐이지 치매 환자는 분위기나 감정에 민감하다. 소외감을 느끼지 않도록 하는 배려가 중요하다. 또한 어린이를 대하는 듯이 하는 말투는 금물이다. 자존심에 상처를 주고 마음을 닫아버리게 만든다. 인생 경험이 풍부한 한 사람의 선배로 존경하는 태도를 취해야 한다. 본인이 무시당한다고 느끼지 않도록 하는 어울림의 기본 태도는 치매인에게도 똑같이 적용된다.

적절한 케어를 하지 못하더라도 자신을 책망하지 않는다

　아무리 열심히 케어를 하더라도 치매 케어는 만족스러울 수가 없다. 가족들은 갑자기 변하는 환자의 기분, 상태, 증상에 휘둘리기도 한다. 있는 그대로를 부정하지 않고 받아들이는 것은 설령 의사라 하더라도 어려운 일이다.

　트러블이 생기거나 생각한 것처럼 케어가 되지 않더라도 너무 자신을 책망하지 않도록 한다. 그때 당시에 능숙하게 하지 못한 일은 다음에 개선하면 되는 것이다. 돌보는 가족의 스트레스도 잘 관리하면서 너무 무리하지 않아야 간호를 계속할 수 있다.

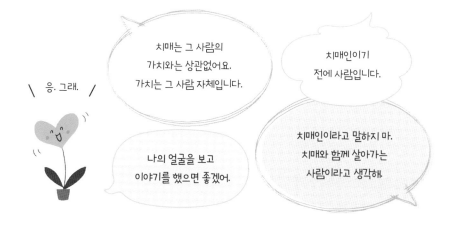

치매 검진에 거부감을 느낀다면
건강검진을 겸하여 받도록 한다

환자 본인이 뭔가 이상하다는 느낌을 갖고 있다 하더라도 갑자기 치매 검진을 받아보자고 하면 강하게 거부하는 경우가 많다. 본인뿐 아니라 가족들도 치매 진단을 받게 되는 것에 대한 불안과 공포가 있다.

주치의에게 상담을 받는다

평소에 친분이 있는 주치의가 있다면 우선 상담을 받아본다. 주치의는 필요에 따라 적합한 치매 전문의를 소개해줄 것이다. 가족들의 권유보다는 자신을 잘 알고 있는 의사로부터 치매 검진을 받아보라는 권유를 받았을 때 순순히 받아들이는 경우를 자주 볼 수 있다.

아무리 본인이 거부하더라도 거짓말을 하면서까지 검진을 받게 하는 것은 좋지 않다. 가족이나 의사에 대한 불신은 이후의 치료와 돌봄에 지장을 준다.

치매 전문의, 전문 병원 검색

전국 치매 전문의는 각 학회의 홈페이지에서 검색할 수 있다.

중앙치매센터	대한노인정신의학회	대한치매학회
• 서울시 중구 을지로 245 국립 중앙의료원 중앙치매센터 https://www.nid.or.kr/ 전화: 1666-0921	• 서울 서초구 반포대로14길 71, 1520호 대한노인정신의학회 https://www.kagp.or.kr:8009/ 전화: 02-6203-2595	• 서울특별시 서초구 서초중앙로 18 (서초동, 서초쌍용플래티넘) 619호 https://www.dementia.or.kr/ 전화: 02-587-7462

치매 검진을 순순히 받아들이기에는 어려움이 있을 수 있기 때문에 전체적인 건강검진에 포함하여 치매 검사를 받아보도록 하는 것이 좋다.

치매 케어는 장기적으로 생각해야 한다. 전문의의 진단을 받으면서 주치의에게는 일상적인 진료를 받는 것이 가장 좋다. 건강할 때의 본인을 알고 있는 주치의라면 상담을 받기도 쉽고 의지할 수 있다.

또한 필요에 따라 방문 진료나 방문 간호를 받을 수 있으려면 지역사회의 지원 체제에 대해서도 조사해둘 필요가 있다. 곤경에 처했을 때 즉시 상담이 가능한 조직을 구성하는 것이 매우 중요하다.

화상 진단이라도 빨리 받도록 한다

치매 검진을 받으러 가는 것을 계속 미루고 있다면 그 사이에 증상이 진행될 위험이 있다. 꼭 치매 검사가 아니더라도 CT, MRI를 찍고 큰 증상이 없는지 우선 확인해볼 수도 있다.

뇌 신경외과 등 화상진단 설비가 있는 클리닉 등에서 "건망증이 심하다"라고 말하고 상담을 한다면 검사를 받을 수 있다. 경막하혈종, 뇌종양, 수두증 등의 조기 발견, 조기 치료를 할 수 있다. 또한 치매라 하더라도 그 후의 경과 관찰을 하는 데 도움이 된다.

곤란에 처했을 경우,
우선 지역 치매안심센터
상담을 받아보세요.

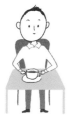

치매안심센터를 방문해보자

병원에 가기 꺼린다면 지역 치매안심센터를 먼저 방문해서 자연스럽게 상담을 받아보는 것도 좋다. 간단한 검진과 함께 자연스럽게 치료의 장으로 이어질 기회를 만들 수 있다.

치매 검사를 받는다고 모두가
뇌촬영을 해야 하는 것은 아니다

먼저 선별검사를 통해 인지기능 저하 여부를 검사받을 수 있으며 선별검사 결과 인지저하로 분류되면 다음 단계인 진단검사를 받는다. 검사자의 질문에 대답할 때 길을 잃거나 운전 실수를 하는 일은 없는지, 옷을 입는 순서가 헷갈리지는 않는지 등의 질문에 본인이 답을 할 수 없으면 가족들이 대답할 수 있다.

한 번의 진찰로 진단을 내릴 수 없다

진단검사 대상으로 분류되면 신경인지검사를 수행 후, 신경인지검사 결과를 바탕으로 전문의가 대상자를 진찰 후 치매를 진단한다. 치매인지 아니면 그 전 단계의 경도인지장애인지, 또는 치매가 아니라 우울증 또는 신체 질환, 뇌 외과적 질환인지를 진단한다. 진단검사에서 치매로 진단받으면 CT검사, MRI검사, 혈액검사 등 감별검사를 통해 치매 원인을 확인할 수 있다. 이처럼 총 3단계에 걸쳐 검사가 이루어진다.

정리해두면
안심할 수 있죠.

검진 전에 다음과 같은 사항을 정리해 보자

- 곤란한 일, 불안한 일은 무엇인가?
- 언제부터 증상이 나타났는가?
- 지금까지의 병력은?
- 현재 아픈 곳은?
- 식사, 옷 갈아입기, 목욕 등을 스스로 할 수 있는가?

이와 같은 치매 검사를 받지 않고 일반적인 검진만 받는다면 노인성 건망증 정도로 여기고 그냥 넘어갈 수도 있다. 1년이 지나도 증상이 계속되면 "역시 그때가 시작이었다"라고 판단하는 경우도 있다. 경도인지장애, 초기 치매라고 생각될 경우에는 치매안심센터 등에서 치매 선별 검사를 받는 것이 무엇보다 중요하다.

임상진단과 병리진단은 다른 것이 많다

치매 검사를 받는다 해도 진단이 100% 정확하다고는 말할 수 없다. 인지기능 저하의 원인은 복잡하고, 검사만으로는 알 수 없는 것이 매우 많기 때문이다. 그러나 빨리 치료를 시작하여 일상생활의 불편함을 제거할 필요가 있기 때문에 이러한 검사를 통해 진단을 받는 것이 중요하다.

치매라는 진단을 받아도 비관적일 필요는 없다. 치매라 하더라도 증상의 진행 속도는 개인차가 있고, 기능이 저하되는 양상도 다양하다. 진단에 따라 본인도 가족도 그때 그때의 문제를 의사와 함께 고민하고 대응해나가도록 한다.

치매 검사 절차

1단계 : 선별검사

먼저 선별검사를 통해 인지기능 저하 여부를 검사받을 수 있으며 선별검사 결과 인지저하로 분류되면 다음 단계인 진단검사를 받는다. 우리나라에서는 선별검사 수행을 위한 도구로 MMSE-DS 검사를 널리 사용한다.

MMSE-DS 검사 예시

- 지남력검사
- 집중력 검사
- 회상 검사
- 언어능력 검사
- 실행기능 검사

2단계 : 진단검사

선별검사를 통해 인지저하로 분류된 노인은 진단검사를 통해 치매 여부를 진단받게 된다. 진단검사를 위해서는 임상심리사 또는 전문적인 훈련을 받은 간호사가 신경인지검사를 수행 후, 신경인지검사 결과를 바탕으로 전문의가 대상자를 진찰 후 치매를 진단한다.

신경인지검사는 대상자의 기억력, 언어능력, 시공간 지각능력 등을 종합적으로 평가하는 치매 전문검사로, 우리나라에서는 SNSBⅡ, CERAD-K를 널리 사용한다.

SNSBⅡ 검사 예시

- 무시증후군 검사
- 경계력 검사(청각)
- 숫자-기호 바꾸기 검사
- 좌-우 구분 검사
- 언어이해력 및 따라 말하기 검사
- 범주(의미) 유창성 검사

CERAD-K 검사 예시

- 보스톤 사물 이름 대기 검사(15문항)
- 범주(의미) 유창성 검사
- 기호 잇기 검사
- 시계 그리기
- 스트룹 검사

출처 : 보건복지부 https://www.mohw.go.kr/react/al/sal0301vw.jsp?PAR_MENU_ID=04&MENU_ID=0403&CONT_SEQ= 349924 (등록일 : 2019-06-27[최종수정일 : 2019-06-27])

3단계 : 감별검사

진단검사에서 치매로 진단받은 노인은 감별검사를 통해 치매 원인을 확인할 수 있다. 감별검사에서는 혈액 검사, 뇌 영상 검사(CT, MRI)를 실시한다.

혈액 검사

혈액 검사를 통해 다른 병의 유무나 전신 상태를 파악할 수 있다. 특히 갑상선 기능의 저하, 비타민 B군의 결핍으로 인지기능이 저하되는 경우도 있다. 경우에 따라서 갑상선 호르몬 약, 비타민제를 투여하여 개선되기도 한다.

CT 검사

X선으로 신체의 단면을 촬영하는 컴퓨터 단층 촬영이다. 원통 기계에 머리를 넣고, X선을 조사한 후 뇌의 횡단면을 촬영할 수 있다. 뇌의 위축 상태, 뇌졸중, 만성 경막하혈종, 뇌증상의 유무 등을 알 수 있다. 소요 시간은 약 20분이다.

MRI 검사

자기를 이용하여 뇌의 단면을 촬영하는 '자기공명화상검사'이다. 소요 기간은 약 30분에서 1시간 정도이다. 해마를 포함한 내측 측두부의 위축의 정도를 수치화할 수 있고, 알츠하이머형 치매의 진단에 도움이 된다. 뇌혈관 장애 정도를 평가하여 혈관성 치매를 감별하는 것에도 도움이 된다.

PET 검사

뇌의 대사 활동이나 치매 유발 단백질이 쌓인 정도를 평가하기 위해 PET검사가 이용될 수 있다. 치매 진단 여부가 모호하거나, 치매 종류를 명확히 하고자 할 때 유용하나 아직은 의료보험 혜택을 받지 못하여 의사의 판단에 따라 필요시에 시행하게 된다.

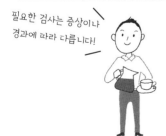

필요한 검사는 증상이나
경과에 따라 다릅니다!

치매는 겉으로 드러나는 증상일 뿐
원인이 되는 병은 다양하다

기억장애, 지남력장애 등 인지기능이 저하되는 증상을 치매라고 부르지만 원인이 되는 병은 한 가지라고 할 수 없다.

원인이 되는 병은 크게 네 가지

치매의 원인이 되는 병의 종류는 크게 네 가지로 나뉜다. 가장 많은 것이 알츠하이머형이다. 아밀로이드β라고 하는 단백질이 뇌에 축적되면서 뇌신경 세포가 죽어 기억을 담당하는 해마를 중심으로 뇌가 위축되어간다. 또한 타우 단백질이라는 물질이 신경섬유에 얽히면서 축적되어 신경세포 사멸과 관련이 있다. 건망증 등의 기억장애가 나타나기 쉬운 타입이다.

알츠하이머형 치매 다음으로 흔한 것이 루이체 치매이다. 알파-시누클린 단백질이 뇌에 쌓여 루이체를 만들면서 신경세포가 죽는다. 원인은 알 수 없지만 대뇌피질 전체로 퍼지면 건망증이, 뇌간 부분에 퍼지면 근육의 떨림이나 손의

수술로 치료할 수 있는 치매도 있다

병으로 뇌에 쌓인 수액이 뇌를 압박하는 수두증, 두부외상 등으로 생긴 혈전이 장애를 일으키는 경막하혈종은 수술로 치료 가능한 치매이다. 뇌의 상해가 크지 않은 초기 단계에서의 치료가 바람직하다.

경직과 같은 파킨슨병 증상이 나타난다. 초기에는 가벼운 기억장애가 있다. 또한 환시, 망상이 있는 것도 특징적이다. 우울증으로 발증되는 경우도 있으므로 주의가 필요하다.

혈관성 치매는 뇌출혈, 지주막하출혈, 뇌경색 등으로 신경세포가 손상되어 발증한다. 알츠하이머형과 병합되어 발증하는 경우도 있다. 건망증보다 자발성저하가 두드러진다. 마비, 연하장애, 구음장애(발음곤란), 감각장애 등의 신경 증상이 수반된다. 뇌졸중 후에 치매가 나타난다면 혈관성 치매를 의심해볼 수 있다.

사람이 바뀐 듯한 증상이 나타나는 전두측두엽치매

뇌의 전두엽과 측두엽이 위축되는 것이 전두측두엽치매이다. 원인은 아직 불분명하지만 노년성 치매에서는 혈관성, 알츠하이머형, 그다음 세 번째로 많은 치매 유형이다. 사회 규범을 이해하고 계획적으로 행동을 선택하는 것과 관련된 전두엽, 언어기능과 관련된 측두엽의 움직임에 장애가 생기면서 반사회적 행동을 하거나 단어의 의미를 잊어버린다. 특유의 증상으로는 같은 시간, 같은 루트로 산책을 계속하는 '상동행동'이다. 성격이 갑자기 변하면 주변 사람들은 놀라기도 하지만 이것은 뇌의 증상에 따른 것이다.

전두측두엽변성증이라는 병명이 있지만 임상 진단명으로서는 전두측두엽치매가 자주 사용됩니다.

73

의사와의 신뢰 관계를 쌓은 후
알게 되는 것이 좋다

치매라는 것을 본인에게 알려야 할지 말아야 할지는 매우 어려운 문제이다. 본인이 받아들이는 정신적인 충격을 생각한다면 쉽사리 판단할 문제는 아니다.

알리는 편이 좋은 사람, 알리지 않는 편이 좋은 사람

노년성 치매, 경도인지장애, 초기 치매의 경우에는 앞으로의 치료나 생활을 환자 스스로 결정할 권리를 지켜준다는 관점에서 볼 때 환자에게 알리는 편이 좋다고 생각된다. 특히 초기 치매는 이해능력이 있는 상태이므로 자신의 상태를 알고 싶어 하는 사람에게는 증상과 앞으로의 예상을 숨김없이 설명해두는 편이 좋다.

한편 고지하지 않는 편이 좋은 사람도 존재한다. 환자의 성격상 고지하지 않는 편이 좋겠다고 가족들이 요청하는 경우이다. 치매와 함께 살아갈 의지가 약해져 스스로 포기해버리는 타입의 사람에게는 갑작스러운 고지는 추천하지 않

장기적인 관점에서 본다면 본인에게는 물론 가족과 의사와 상호 간의 호흡이 중요합니다.

는다. 증상이 이미 진행되어 의사의 설명을 잘 이해하지 못하는 사람 역시 고지하지 않는 편이 좋을 수 있다.

알려주기에 적당한 타이밍을 찾는다

본인에게 병을 고지해야 한다는 원칙은 중요하지만 실제로는 의사나 가족의 판단에 따르는 경우가 많다. 중요한 것은 알맞은 타이밍을 찾는 것이다. 초면의 의사로부터 심각한 이야기를 듣게 된다면 반발하거나 받아들이지 않는 태도를 취하게 된다.

환자에게 사실을 알려주기 전에 우선 의사와의 신뢰 관계를 쌓아두는 것이 중요하다. 가능하다면 검진 후 몇 차례 진료를 통해 의사가 환자의 상태나 표정을 확인하면서 고지 타이밍을 찾는 것이 가장 좋다. 환자와 가족, 의사가 함께 노력하는 관계가 되는 것이 치매 케어를 시작하기 위한 최선의 지점이라 할수 있다.

본인에게 '고지'하는 것에 대한 가족의 평가

좋지 않다고 생각한다 9.1%
- 환자의 정신적 충격이 크기 때문에
- 환자가 병에 대해 이해하지 못하기 때문에
- 환자가 받아들이고 싶어 하지 않았기 때문에

무응답 1.7%

모르겠다. 34.9%

좋았다고 생각한다 54.3%
- 환자에게는 알 권리가 있기 때문에
- 환자와 가족이 서로 돕고, 협력할 수 있는 계기가 되었기 때문에
- (운전 등) 위험한 일을 멈출 수 있는 계기가 되었기 때문에

출처 : 치매의 유무와 그것에 대한 가족의 인상 시게타 마사히로(대상 175명)

약, 회상법, 운동 치료법으로
기능의 저하를 늦출 수 있다

치매를 완치시키는 약은 아직 없지만, 근래에는 인지기능 저하의 진행 속도를 늦출 수 있는 약 외에도 비약물 치료법으로 삶의 질을 유지하려는 시도도 주목된다.

케어를 기본으로 치료법을 조합하여 생활 기능을 유지한다

치매의 비약물 치료법에는 음악 또는 운동을 적용하는 것이 있다. 음악 듣기, 노래하기, 타악기 연주하기, 리듬 운동 등의 음악 치료법이 불안을 경감시키는 데 효과적인 경우도 있다. 또한 유산소 운동, 근력 강화 훈련, 평형감각 훈련 등을 조합한 운동 치료법은 인지기능을 개선할 가능성이 있다.

지금까지의 인생에 대해 이야기하도록 하고 상대방이 귀 기울여 적극적으로 들어주는 '회상법'이라는 치료법은 행복감 증대와 더불어 안정적인 기분이 들게 해준다.

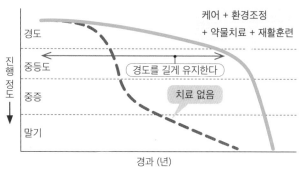

치매의 진행과 치료

케어 + 환경조정
+ 약물치료 + 재활훈련

경도

중등도 — 경도를 길게 유지한다

중증 — 치료 없음

말기

진행 정도 ↓

경과 (년)

경도 치매 단계부터 적절한 케어를 실시하면 진행을 늦출 수 있다.

출처 : [치매의 진행] 시게타 마사히로 https://medicalnote.jp/contents/151104-000041-xmnvph

약물 치료법, 비약물 치료법의 효과는 개인에 따라 차이가 크고, 경과를 주의 깊게 관찰하면서 개별적으로 대응할 필요가 있다. 적절한 케어를 조합한다면 치매의 진행을 늦추면서 경도 상태를 길게 유지할 가능성이 커진다.

뇌가 아닌 신체의 병 때문에 입원이 필요한 경우도 많다

치매인은 초기부터 스스로 증상을 표현할 수 없는 경우가 많고, 중증화되면서 입원하는 경우도 적지 않다. 인지기능뿐 아니라 신체 증상에도 세심한 주의를 기울일 필요가 있다. 특히 고혈압이나 지질 이상, 당뇨병 등의 생활 습관병은 치매와 관계가 깊기 때문에 많은 합병증을 보일 수 있다. 또한 뇌혈관성 치매의 경우에는 뇌졸중의 재발 예방이 중증화를 예방하는 수단이 되기도 한다.

이렇기 때문에 가족들은 만성 질환을 관리하면서 폐렴이나 요로감염, 피부감염증, 골절 등의 급성 질환에 주의를 게을리하지 말고, 필요에 따라 곧장 치료할 수 있도록 해야 한다. 방문요양 서비스를 이용하거나 의사와 자주 연락하며 작은 변화에도 신경 써야만 중증화를 예방할 수 있다.

80대부터 치매 진행이 느려지는 경우도 있다

80대에 들어서며 발증하는 치매는 뇌의 아밀로이드 β의 축적이 적고, 타우 단백질만 축적되어 있다. 알츠하이머형과 매우 비슷하지만 뇌의 현상은 다르다. 진행이 느리다는 것이 특징적이다.

시기를 놓치지 말고
약 복용을 시작한다

치매약은 4종류가 있으며, 개인차는 있지만 알츠하이머형 치매의 진행 속도를 늦출 수 있다. 그중에서도 경도의 증상에는 더욱 효과적이라고 한다.

약을 처방한다면 본인에게 설명·고지는 필수

치매 치료약은 경도인지장애에서도 해마의 위축을 억제하는 효과가 보고되고 있다. 치매의 아주 초기부터 약을 복용하면 효과적으로 진행을 늦출 수 있기 때문에 경도 치매인의 경우에는 약 복용 시기를 놓치지 않는 것이 매우 중요하다.

투약은 소량부터 시작하여 부작용의 유무를 확인하면서 용량을 늘릴지 유지할지를 판단한다. 효과가 소량부터 나타나는 경우에는 그 용량을 유지한다. 효과에

대표적 치매 치료제

 도네페질

콜린에스테라아제 억제제 계열의 치매 치료제. 알츠하이머형 치매에 효과를 나타낸다. 일반적인 정제(알약)와 입 안에서 쉽게 녹아 흡수되도록 만든 구강붕해정 및 구강용해 필름제가 있다.

부작용
- 식욕부진
- 설사
- 구역질, 구토
- 서맥

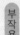 **갈란타민**

콜린에스테라아제 억제제 계열의 치매 치료제. 오전에 한 번만 복용하면 되는 지속형 제제가 있다.

부작용
- 식욕부진
- 설사
- 구역질, 구토
- 서맥

는 개인차가 있지만 환경이나 일상적 케어, 종합적 생활 관리도 관계가 있다.

또한 정신 증상이나 행동 장애 때문에 본인이나 가족이 위험할 수 있거나 본인의 고통이나 가족의 부담이 너무 큰 경우 부작용에 충분한 주의를 기울이면서 항정신병 약, 항우울증 약, 수면제 등을 이용하는 경우도 있다.

약 복용을 계속하기 위해서는 가족의 돌봄이 중요하다

약 복용은 본인이 자각하여 실행할 수 있도록 하고 가족이 확인하도록 한다. 관리하기 쉬운 약상자, 약 달력 등을 이용해도 좋다. 복용 후에 부작용은 없는지를 관찰할 필요가 있다. 방문요양 서비스나 병원 스태프들과 함께 정보를 공유하고, 약 복용을 관리하는 체제를 만들어두면 안심할 수 있다.

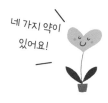

네 가지 약이 있어요!

 리바스티그민

콜린에스테라아제 억제제 계열의 치매 치료제. 유일한 패치제. 복용 거부, 연하장애에도 사용할 수 있고, 직접 눈으로 확인할 수 있으며 위장 부담을 경감시켜준다는 장점이 있다.

부작용
• 피부증상   • 서맥
• 구역질, 구토

 메만틴

NMDA 수용체 길항제 계열의 치매 치료제로, 콜린에스테라아제 억제제 계열의 치매 치료제와 병용할 수 있다. 망상, 흥분 등 주변 증상에 유효하다는 보고도 있다.

부작용
• 현기증   • 두통
• 변비   • 졸음

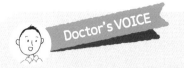

옛날이야기, 어린 시절 이야기를 물으면
생각지도 못한 배움, 감동을 받을 수 있다

옛날 사진을 보면서 이야기를 듣는다

치매를 앓는 부인을 간호하고 있는 한 남성은 예전부터 건축 일을 했었다. 그는 집을 방문한 나에게 옛날 사진을 보여주었다. 그러자 갑자기 부인이 "건축 일은 위험해요. 지붕에서 떨어져서 죽은 사람도 있어요. 빨리 일을 끝내고 왔으면 좋겠어요"라며 걱정스러운 듯 이야기를 시작했다. 사진을 보고 그 당시의 기분이 되살아난 것이다. 생각지도 못한 이야기에 남편은 미소를 지었다.

치매에 걸려도 본인이 소중하게 생각한 추억은 좀처럼 지워지지 않는다. 사진이나 영상을 보는 것을 계기로 선명히 기억이 떠오르거나, 예전의 모습으로 돌아오는 순간이 있다.

서로가 즐거운 시간을 보내라

또 다른 치매 환자는 긴 시간 경영자로서 인생을 살아왔다. 치매가 매일매일 진행되고 있지만, 때때로 회사 경영의 경험을 들려주거나 전문용어를 써서 설명해주곤 했다.

치매를 앓고 있어도 인생의 선배라는 것은 변하지 않는다. 그 사람의 한마디에 깜짝 놀라거나, 감동을 받는 경우도 있다.

옛날이야기를 하는 것은 인지기능에도 좋은 영향을 주고, 주변 사람들에게도 큰 배움, 기쁨, 감동을 준다.

가족들도 어린 시절의 이야기는 의외로 모르는 경우가 많다. 적극적으로 이야기를 들으면서 즐거운 한때를 보내자.

4장

환자를 압박하지 말고
보호자도 압박받지 않도록

간호 방법부터 간호하는

가족의 마음 케어까지

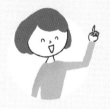

말기는 터미널케어의 시점에서 생각하는 것도 중요하다

3~4년 이상* **진행 속도에는 개인차가 있으므로 어디까지나 기준이 될 뿐이다.*

치매 초기

건망증이 두드러진다

단기기억이 유지되지 않는다. 당연하게 할 수 있었던 일을 할 수 없게 되거나 판단력이 흐려지기도 한다. 의욕이 없고 얼버무리는 행동이 보인다.

- ☐ 요리 등의 복잡한 집안일을 할 수 없게 된다.
- ☐ 같은 이야기, 질문을 반복한다.
- ☐ 년, 월, 일을 모른다.
- ☐ 뒤처리나 물건을 놓아둔 곳을 잊어버리는 일이 많다.

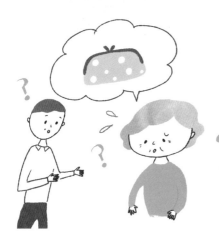

Column

발증 전 단계, 경도인지장애(MCI)

치매 전 단계를 '경도인지장애(MCI)'라 한다. 기억 결핍 등이 보이지만 전체적인 인지기능에는 이상이 없어, 치매라고는 딱 잘라 말할 수 없는 상태에서 개선되는 예도 있다.

천천히 진행되면서 말기에 다다른다

고령자 중 많은 수가 치매를 앓고 있으며, 치매는 인생 말기의 한 형태가 되고 있다. 치매의 진행 속도는 개인차가 크고, 최근에는 적절한 의료, 환경, 케어, 재활로 진행을 늦출 수 있게 되었다. 생존 기간 연장의 가능성도 보고되고 있다. 말기를 터미널케어의 시점으로 보고 본인과 가족의 행복을 이어나가도록 하자.

- [ ] 집을 찾지 못한다.
- [ ] 상황에 맞는 복장을 선택하지 못한다.
- [ ] 혼자서 물건을 사지 못한다.

2~3년 이상 **치매 중기**

일상생활이 곤란해진다

상황에 맞는 복장을 선택할 수 없게 된다. 혼자서 물건 사는 것이 어려워진다. 또한 목욕하는 것을 잊어버리거나 싫어하게 되기도 한다.

4~5년 이상 **치매 후기**

모든 생활에 도움이 필요하다

혼자서 옷을 입거나 목욕을 하는 일이 어려워지며 도움이 필요하다. 화장실 사용 후 물을 내리지 않거나 스스로 배변을 못 하는 일이 증가한다. 의사소통이 점점 어려워진다.

- [ ] 오래된 기억이 모호해진다.
- [ ] 혼자서 화장실을 가지 못하게 된다.
- [ ] 혼자서 옷을 갈아입거나 목욕을 할 수 없다.

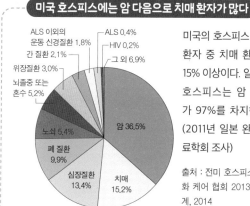

치매 말기

많은 경우 인지기능과 함께 신체기능이 저하되며, 와병으로 음식을 제대로 먹지 못하는 상태가 된다. 오연성 폐렴*의 위험도 있다. 심장이나 위장의 기능이 저하되며 노쇠한 상태에 이른다.

미국 호스피스에는 암 다음으로 치매 환자가 많다

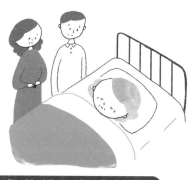

ALS 이외의
운동 신경질환 1.8%
간 질환 2.1%
위장질환 3.0%
뇌졸중 또는
혼수 5.2%
노쇠 5.4%
폐 질환 9.9%
심장질환 13.4%
ALS 0.4%
HIV 0.2%
그 외 6.9%
암 36.5%
치매 15.2%

미국의 호스피스 이용 환자 중 치매 환자가 15% 이상이다. 일본의 호스피스는 암 환자가 97%를 차지한다. (2011년 일본 완화의료학회 조사)

출처 : 전미 호스피스·완화 케어 협회 2013년 집계, 2014

---

* 약물의 흡입이나 사료의 오연, 괴사간균증에 의한 후두염이 있는 환축에서 삼출물을 흡인하여 일어나는 폐렴.

치매에 걸려도 인생은 계속된다

치매라는 진단을 받았다고 해서 기억이 모두 없어지거나 스스로 생활할 수 없게 되는 것은 아니다. 많은 알츠하이머형 치매의 경우 발증 후 서서히 진행되면서 말기를 맞게 된다. 충실한 말기를 보내기 위해 터미널케어를 고려할 수 있다. 또한 병의 진행과 동시에 몸과 마음에 종종 고통이 수반되므로 고통을 없애기 위한 완화 케어에 대해서도 생각할 필요가 있다.

고통을 없애는 완화 케어

완화 케어는 신체의 통증만을 완화하는 것이 아니다. 병이나 자신의 미래에 대한 불안, 죽음에 대한 공포 등 다양한 고통을 제거하고 치매를 앓는 본인이 안심하고 지낼 수 있도록 하기 위한 케어이다.

중요한 것은 가족이나 주변에서 지원할 수 있는 체제를 구축하는 것이다. 치매 초기에는 정확한 진단과 치료 방침, 심리적 지원이 큰 역할을 하지만 근력

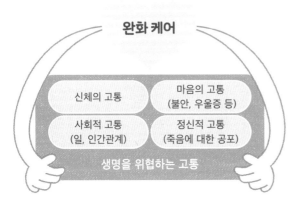

**다양한 고통을
완화하는 완화 케어**

환자의 몸과 마음의 고통을 완화하고, 삶의 질을 개선하는 케어를 완화 케어라고 부른다.

이 약해져 넘어져 골절되거나 음식물을 잘 삼키지 못해 오연성 폐렴에 걸리면 신체적인 치료와 케어의 역할이 늘어난다.

치매가 진행되면서 그때마다 필요한 케어가 달라지기 때문에, 뇌(마음)와 신체를 포괄적으로 볼 수 있도록 각 전문 분야의 의사들의 연대가 중요하게 된다. 방문요양 체제를 정비하고, 가족과 전문 스태프들이 정보를 공유하는 것이 치매를 장기간 케어하는 데 있어서 중요하다.

적절하게 한다면 비교적 수월하게 케어할 수 있다

치매가 진행되면 몸과 마음의 기능이 저하되기 때문에 많은 경우 말기의 고통은 비교적 평온하다. 단지, 말기가 되면 본인의 의사를 참작하는 것이 대부분 불가능하다. 임종을 맞는 방법에 대해서는 가능하다면 인지기능이 완전히 저하되기 이전에 가족들과 함께 의견을 모아야 한다. 치매 고지를 본인에게 하지 않은 경우라 하더라도 평생에 걸친 삶의 방식을 생각하며 환자 본인이 어떤 임종을 바라고 있었을지 가족들이 의견을 모아본다. 대화가 가능한 시기에 미리 환자 본인에게서 간호를 받고 싶은 인물, 장소, 의료상 처치에 대한 생각을 들어두는 것도 좋다. 소중한 사람이 인생의 마지막 장을 원하는 형태로 맞이할 수 있다면 남겨진 가족들도 후회 없이 간호를 마칠 수 있을 것이다.

본인 대신에 가족이
판단을 내리는 경우에도
도움이 됩니다.

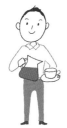

가능하다면 본인의 의지를 확인한다

ACP(Advance Care Planning)란, 연명치료나 간호 현장 등에서 자신의 임종에 대해 생각해두는 것이다. 치매라는 진단을 받았다면 조기에 가족들과 함께 본인의 의사를 확인하고, 희망대로 임종을 맞이할 수 있도록 준비하는 것이다.

가족뿐만 아니라 친척, 주변 사람도
치매에 대한 지식을 익혀둔다

치매 환자는 아무도 없는데 모르는 사람이 있다고 소리치거나 한밤중에 쇼핑하러 간다고 말하며 잠옷 차림으로 나가기도 한다. 치매 증상에는 이해할 수 없는 일이 많이 일어난다.

알고 이해하는 것이 중요하다

처음에는 어쩔 줄 모르고 당혹스러워하던 가족들도 이처럼 이상한 말과 행동들이 질병 때문이라는 것을 이해하면서 공포나 곤욕, 거부 등의 감정은 점점 옅어지게 된다. 치매는 언뜻 보기에 불가사의하게 느껴지지만 병에 대한 올바른 지식을 가진다면 이해할 수 있고 받아들일 수 있는 병이다.

가족 누구라도 치매에 걸리면 가족 한 사람 한 사람이 치매에 대해서 알고 이해하는 것이 무엇보다 중요하다. 병의 증상에 대해 친척이나 주변의 사람들에게도 알리며 함께 노력할 필요가 있다.

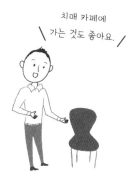

치매 카페에
가는 것도 좋아요.

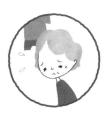

상처 주는 대응
→ p.36

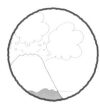

핵심 증상과 주변 증상
→ p.14

지식을 가진 사람이 많을수록 본인도, 보호자도 편해진다

가족이 치매에 걸렸다는 사실을 주위에 알리고 싶어 하지 않는 사람이 아직도 많이 있다. 하지만 어떤 병인지를 아는 것만으로도 불안이 줄어들고, 모두가 조금 더 편하게 살 수 있게 된다.

만약 배회하는 증상이 있는 경우 환자가 길을 잃게 되는 일도 있을 것이다. 어딘가에서 헤매고 있거나, 공원의 꽃을 마음대로 꺾어 올지도 모른다. 이러한 경우 지역 사람들이 미리 알고 있다면 적절한 대응을 해줄 것이다. "저희 어머니는 치매를 앓고 계십니다. 혹시라도 도움이 필요한 상황이라고 생각되신다면 전화 부탁드립니다" 등의 부탁을 미리 해둔다.

모두가 치매인을 지켜낼 체제를 구축한다면 치매인의 안전이 보장되고 간호하는 가족과의 트러블도 분명히 줄어들 것이다. 치매 리터러시가 높은 사람이 늘어나면 늘어날수록 본인도 가족도 편안해질 것이다. 마음을 열고 많은 사람을 내 편으로 만들어보자.

돌봄의 중심이 되는 주 보호자를 정하고 고립되지 않도록 배려한다

집에서 치매 환자를 돌볼 경우 여러 가족들이 힘을 합해 협력하지 않으면 안 된다. 환자를 24시간 보살펴야 하고 의사나 간호 스태프와의 협업도 가족들이 해야 한다. 그때 누군가 중심이 되어 정리할 필요가 있다. 돌봄의 중심이 되는 주 보호자를 정해두는 것이 좋다.

가족 중 누가 주 보호자가 될지를 정해둔다

주 보호자는 가족들과 서로 의논하여 결정한다. 또한 혼자서 감당할 수 없는 경우에는 자녀, 형제 등 두 사람이 담당해도 상관없다. 단지 항상 정보를 공유하며 긴밀하게 팀워크를 취하는 것을 전제로 한다. 가족들끼리 SNS를 사용하면서 정보를 공유한다.

주 보호자의 역할은 책임을 갖고 의사나 간호 스태프와의 연결 창구가 되는 것이다. 환자의 인지기능뿐 아니라 고혈압이나 당뇨병 등의 만성질병을 관리

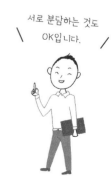

서로 분담하는 것도 OK입니다.

주 보호자가 할 일

- 케어 매니저, 병원, 시설, 관공서 등의 연락·상담
- 입·퇴원, 전원 등의 수속
- 진찰 시 동행
- 증상이 급변할 때 대응

하고 폐렴이나 피부병, 골절 등의 급성 질환에도 대응해야 한다. 모든 증상에 주의를 기울이고, 세심한 변화를 의사나 간호 스태프에게 정확히 설명할 수 있도록 한다.

주 보호자 혼자서 모든 것을 떠맡지 말고 항상 서로 연락을 취한다

주 보호자를 지지해주는 가족들의 협력이 중요하다. 일반적으로 주 보호자가 되는 사람은 책임감이 강해서 모든 문제를 혼자서 떠안으려 한다. 자신의 몸과 마음의 상태를 무너뜨리기도 한다. 가족들은 적극적으로 협력하고, 주 보호자를 도와야 한다.

또한 돌봄 비용 문제로 가족 간에 갈등이 생기기도 한다. 앞날을 대비하여 미리 비용 지불에 관한 문제를 조정해놓지 않으면 불화의 원인이 되기도 한다. 갈등상황이 복잡해지면 전문가의 도움을 받는 방법도 있다. 가족들이 갈등 없이 원활하게 협력하기 위해서는 서로 대화를 하는 것이 중요하다.

방문요양 서비스를 통해 치매 이외의 질병도 동시에 케어할 수 있다

치매에 걸리면 몸에 장애가 일어나기 쉽고, 스스로 증상을 적절하게 설명할 수 없으며, 병원에 가지 않아 악화되는 경우도 있다. 이러한 상황을 예방하기 위해서는 방문요양 서비스가 유효하다. 상태의 변화를 알아차릴 수 있고, 질병을 조기에 발견, 치료를 할 수 있다.

보호자의 부담을
덜 수 있는 방법을 찾아보자

치매 환자가 낮 시간 동안 시설에서 돌봄을 받을 수 있도록 하는 것이 데이케어 서비스다. 이용자는 매년 증가하고 있지만, 한편으로는 이런 서비스를 이용하는 것을 꺼리는 사람들도 있다.

혼자 떠맡지 말고 소통한다

데이케어 서비스를 이용하는 것을 망설이는 것은 환자 본인이 시설에 가는 것을 싫어하거나 가족이 꺼려 하기 때문이다. 마치 가족에게서 버려져 시설에 맡겨지는 것 같은 느낌이 들어서 고려대상에서 아예 제외시켜버리는 경우가 있다.

그러나 치매는 장기간 이어지는 병이다. 게다가 치매가 진행됨에 따라 과도한 스트레스를 받은 보호자는 시간이 지나면서 더 이상 간병을 할 수 없는 상태에 이르게 될 수 있다. 그러므로 가능한 한 장기간 자택에서 돌봄을 이어가기 위해서는 돌보는 가족 자신을 돌보는 것도 중요하다.

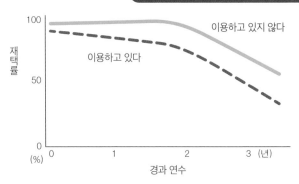

데이케어 서비스의 이용과 재택률

재택률 / 경과 연수

이용하고 있지 않다

이용하고 있다

치매가 진행되면 집에서 간호를 계속하는 것이 어려워진다. 하지만 데이케어 서비스를 이용하면 장기적으로는 계속해서 집에서 생활하기 쉬워진다.

출처 : (히로노 노부츠구 / 단바야시 치요미 / 토루 이마무라 외) 알츠하이머 환자의 시설 입소에 영향을 주는 데이케어 효과에 대하여. 정신의학 40:71-75,1998

데이케어 서비스는 환자 본인에게도 도움이 되는 점이 많다. 처음부터 기쁜 마음으로 데이케어 시설에 가는 경우는 많지 않지만, 서비스를 이용하기 시작하면 계속 이용하는 비율이 높다. 생활 리듬이 생기고, 밤낮이 바뀌는 것을 막을 수 있으며 다른 사람들과 만나서 이야기를 하거나 체조를 하는 것은 몸과 마음에 좋은 영향을 준다.

또한 경도인지장애나 치매 초기의 사람은 다른 사람들을 도와주는 경우도 있다. 누군가에게 도움이 된다는 것을 느끼는 것도 본인의 마음에 좋은 영향을 끼친다. 데이케어를 이용하는 치매 환자가 그렇지 않은 환자에 비해 훨씬 오랜 기간 동안 시설 입소 없이 가족들과 집에서 생활할 수 있다는 자료도 있다.

보호자도 소통과 교류가 필요하다

보호자의 이야기를 들어보면 다른 사람들과의 관계가 얼마나 많은 도움이 되는지를 알 수 있다. 자기가 겪고 있는 상황에 대해 누군가에게 이야기하는 것만으로도 스트레스가 줄고 문제를 이해하거나 해결하는 데 도움이 된다. 또 비슷한 경험을 한 다른 사람들의 이야기를 들어보고 함께 공유하는 것만으로도 위로가 되고 힘을 얻게 해준다. 치매 환자를 돌보고 있는 보호자들이야말로 고립되어 있지 말고 이렇게 교류하고 소통할 수 있는 커뮤니티가 필요하다. 지역 보건소나 치매안심센터 등에 상담을 의뢰하면 네트워크 정보를 알 수 있다.

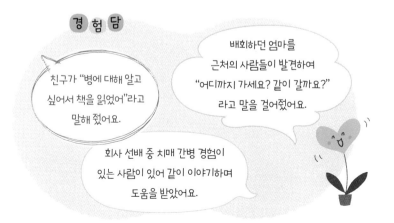

경 험 담

친구가 "병에 대해 알고 싶어서 책을 읽었어"라고 말해 줬어요.

배회하던 엄마를 근처의 사람들이 발견하여 "어디까지 가세요? 같이 갈까요?" 라고 말을 걸어줬어요.

회사 선배 중 치매 간병 경험이 있는 사람이 있어 같이 이야기하며 도움을 받았어요.

가능한 한 많은 사람이 협력하여
케어하고 시설 이용도 고려한다

독거 생활을 하고 있었더라도 익숙한 집을 떠나고 싶어 하지 않는 사람도 있다. 멀리 사는 가족들은 치매 환자가 혼자 살고 있다는 것이 불안하기는 하지만 당장 가족 중 누군가가 치매 환자와 함께 사는 것이 현실적으로 불가능할 수도 있다.

정보를 많이 수집하고 지원 체제를 구축한다

치매 초기라면 아직 혼자서 생활이 가능하다. 단지 안전하게 생활할 수 있도록 주변에서 지원 체제를 구축해두어야 한다. 본인의 삶의 터전이 있는 지역 치매안심센터에 상담을 의뢰하면 그 지역에서 받을 수 있는 서비스 정보를 알려준다. 지역사회 기관 창구에서 방문요양 서비스 신청을 하고 인정을 받을 필요가 있다.

지원이 필요하다는 것이 인정되면 일상생활에서도 지원을 받을 수 있다. 인

멀리 있는 가족이 할 수 있는 일

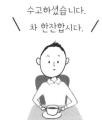

수고하셨습니다.
차 한잔합시다.

- 1일 1회 전화하여 안부를 묻는다.
- 환자 가까이 있는 사람들(이웃, 친구, 의사, 친척 등)과 자주 연락을 주고받는다.
- 환자가 사는 지역의 지자체 복지 서비스에 대한 정보를 수집한다.

정을 받지 못해도 지역에서 제공되는 필요한 서비스를 받을 수 있다. 공적 서비스 외에 지역의 서비스 정보를 알아보자.

치매가 진행되면 현금 인출은 어렵게 된다. 필요한 요금은 계좌에서 인출되도록 하고, 현금은 되도록 적게 갖고 있도록 한다. 환자 대신에 돈 관리나 계약 등을 진행해주는 '성년후견제도'의 이용이 필요하게 되는 경우도 있다.

급하게 시설 입소가 필요한 경우

치매가 진행되면 결국에는 혼자서 살 수 없게 된다. 혼자서 지내는 시간이 길어지면 불안감이 심해지거나 우울증에 빠지게 되는 경우가 많다. 또한 외출의 기회가 줄어들면서 신체적 기능은 점점 저하된다. 시설에 입소하여 다른 사람들과 생활을 함께 하는 것이 활기를 되찾고 건강해지는 데 도움이 되는 경우도 있다. 떨어져 사는 가족들은 치매가 진행되었을 때를 미리 대비하는 것이 중요하다. 의사와 상담을 하면서 시설 입소를 생각해야 한다.

5년 뒤의 증상을 생각하면서 하루하루 소중하게 보낸다

치매는 점점 진행되는 병이다. 앞으로 어떻게 될 것인가에 대한 불안과 중압감이 가족들의 마음을 억누르게 된다. 그러나 막연한 불안에 휩싸여 짓눌리지 말고 병의 진행에 대해 납득이 될 때까지 의사에게 물어보자.

전체 경과 중 어느 단계인지를 파악해둔다

치매의 진행 상태는 개인차가 있지만 단기기억장애 등으로 시작되어 이해력이 저하되면서 대화능력 상실에 이르는 인지기능 저하, 보행장애, 연하기능 저하라는 신체기능 저하 등의 일정 경과를 따라 진행된다.

가족들은 전체의 흐름에서 환자가 현재 어느 단계에 있는지를 확인한다. 그리고 5년 뒤의 증상을 예상하면서 간호한다. 앞으로 어떤 증상이 나오는지를 안다면 그것에 대처하기 위한 준비를 할 수 있고 케어하는 사람의 스트레스도 가벼워질 것이다.

치매 진행과 필요한 완화 케어

초기	중기	후기	말기	사후
● 정확한 진단·설명	● 정신 치료법	● 적절한 간호	● 신체적 고통 완화	● 남겨진 가족들의 슬픔 치유
● 약물 치료법	● 약물 치료법	● 정신적·신체적 고통 완화	● 의료처치에 대한 의사 결정	
● 정신 치료법	● 병합 진료			
● 지원 체제 구축				

평온하고 즐거운 시간을 공유하자

치매 간병 기간은 길다고 해도 한 사람 인생의 일시적인 기간이다. 슬픔에 빠져 시간을 보내는 것보다 본인의 최후의 시간을 가능한 한 밝고 평온하게 보내고 싶을 것이다.

치매에 걸려도 그 사람은 가족 구성원의 역할이 있고, 또한 한 인간으로서 인생 선배이기도 하다. 온갖 고생을 하고 많은 경험을 쌓아온 인생을 간병 기간 동안 옆에서 보고 느낄 수 있다면 많은 것을 얻게 될 것이다.

보호자가 환자에게 주기만 하는 것이 아니라 환자로부터 받는 것도 많다는 것을 깨달았다는 사람도 있다. 또한 간병을 하는 동안 또 다른 시각으로 볼 수 있어 가족 간의 맺힌 응어리가 해소되었다는 경우도 있다.

치매 간병은 매우 힘들다. 하지만 머지않아 대화 자체가 불가능해지고 오로지 병시중을 들게 되는 때가 올 것이다. 소중한 사람과 따뜻한 추억을 만들 수 있는 시간이 주어졌다고 생각하는 것은 어떨까?

경 험 담

아내를 간호하고 있어요. 처음 만났던 날에 함께 들었던 추억의 노래를 틀어줬는데 나는 알아보지 못하지만 그 노래에 대한 추억은 기억해내며 미소를 짓더라고요.

간호하다 지쳐서 선잠을 자고 있었더니 담요를 덮어주셨습니다. 그 친절함에 눈물이 났어요.

8년간 의붓어머니를 돌봤어요. 치매 말기에는 나를 자신의 어머니라 생각하며 "엄마"라고 부르시더라고요.

보호자들이 모이는 커뮤니티에서
서로 이야기하며 정보를 교환한다

치매에 걸렸다고 집에만 있지 말고 적극적으로 정보를 수집하며 새로운 친구도 사귀고 사회와 연계된 많은 곳을 찾을 수 있다.

공개적으로 이야기할 수 있는 곳이 늘어나고 있다

옛날과 비교해 조금씩 치매에 대한 이해도가 깊어진다. 인터넷에 검색하면 놀랄 만큼 많은 정보를 얻을 수 있다. 간호를 고민하는 가족뿐 아니라 환자 본인이 직접 발신한 정보도 있다. 또한 지역 지원센터나 치매 카페, 환자나 보호자를 위한 모임도 개최되고 있다.

마음속에 쌓아둔 고민을 털어버리고, 매일 매일의 스트레스로부터 해방되는 장소를 적극적으로 활용해보자.

치매가족 지원 서비스

치매가족 지원 사업은 치매 환자 및 보호자를 대상으로 상담, 돌봄 부담 분석, 가족 교실, 자조 모임, 가족 카페, 힐링 프로그램 서비스를 제공한다. 동반 치매 환자 보호 서비스도 함께 제공한다.

출처 : 치매안심센터 홈페이지
https://ansim.nid.or.kr/introduce/family_counsel.aspx

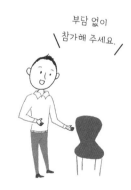

부담 없이 참가해 주세요.

"이런 식으로 할 수 있어요"

　같은 고민을 하는 친구와 정보 교환을 하는 것은 기분을 편안하게 해줄 뿐만 아니라 삶의 질을 개선하는 데도 도움이 된다. 예를 들면 '메모는 하나의 달력에 기입하고 정해진 장소에 놓는다' '옷, 신발 등의 소지품은 자신이 관리할 수 있는 수량만 두면 헷갈리지 않는다' 등 같은 어려움을 겪었던 사람들의 경험을 공유하는 것이 큰 도움이 된다. 이야기를 나누면서 서로 공감하면 마음 안정에도 도움이 된다.

　치매 모임에만 머물지 말고 취미로 그림 그리기, 노래하기, 스포츠 등의 활동에도 참가해보는 것도 좋다. 가능한 범위에서 어떤 것이라도 즐기면서 도전해보는 것을 추천한다.

주요 지원·상담 기관

💜 **중앙치매센터**

서울시 중구 을지로 245 국립중앙의료원 중앙치매센터 (https://www.nid.or.kr/)

전화 : 1666-0921

💜 **한국치매협회**

서울시 영등포구 63로 32, 1202호 (http://www.silverweb.or.kr/)

전화 : 02-761-0710

💜 **한국치매가족협회**

서울시 송파구 성내천로193 (http://www.alzza.or.kr/)

전화 : 02-431-9963

보호자 자신의 스트레스에도 신경을 쓰면서 상담받을 곳을 지정해놓는다

증상이 심해지면 간호는 더욱 힘들어진다. 정성을 다해 간호해도 잘 되지 않는 일이 계속되면 누구라도 지치게 된다.

짜증나는 일이 있어도 환자 본인은 잊어버린다

간호 중 스트레스를 받을 때, 가장 중요하게 생각해야 할 것은 보호자 자신이다. 무리하지 말고 자신의 상태를 최우선으로 생각한다. 짜증나는 일이 생겨도 환자 본인은 그 일 자체를 잊어버리고 만다. 가족들이 불쾌한 감정을 계속 갖고 있는 것은 아무런 의미가 없다. 모든 것이 병 때문이지 관계의 문제가 아니기 때문에 짜증나는 일은 깨끗이 잊어버리도록 노력한다. 이것이 간호의 요령이다.

화가 나는 자체를 멈추는 것은 어려운 일이다. 이럴 때 화를 컨트롤하는 세 가지 마음가짐이 도움이 된다.

1. 화가 날 때는 6초간 기다린다

강한 분노는 5~6초 정도면 진정된다고 한다. 충동적으로 호통을 치는 행동

무리하지 말아요!
속앓이하지 말아요!

을 하지 않기 위해서라도 잠시 그 장소를 벗어나 있거나 심호흡을 하며 6초간 기다려보자.

2. '○○해야 한다'의 틀을 확장한다

어떤 것을 꼭 해야만 한다는 생각을 가지고 있으면 생각대로 되지 않을 때 초조해진다. '해야만 한다'라는 틀을 확장해서 '이 정도는 괜찮아'라고 느긋하게 생각하면 편해진다.

3. 자신이 할 수 있는 것만 한다

치매 진행은 멈출 수 없다. 현재 자신이 할 수 있는 일에만 힘을 쏟는다. 자신의 힘으로는 바꿀 수 없는 일에 에너지를 소비할 필요가 없다. 이것이 마음을 편안하게 할 수 있는 열쇠이다.

다 같이 쓰러지거나 학대로 이어지기 전에 도움을 요청한다

재택 간호를 하는 경우, 가족들은 무리하면서 괴로워하기도 한다. 착실한 사람일수록 혼자서 너무 애를 쓰다가 자신의 건강을 해쳐 함께 쓰러지거나, 학대로 이어지는 경우도 있다. 빠른 시일 내 지원을 요청한다. 치매 카페나 가족 모임에 참가하여 같은 고민을 하고 있는 사람들과 만나 대화를 하며 긍정적인 생각을 하자.

완벽한 간호는 존재하지 않지만 훌륭한 간호는 존재합니다.

치매 케어 자체는 간호 스태프들이 할 수 있지만 환자에게 안정감을 주는

것은 가족들의 웃음입니다.

가족들도 스트레스 케어를 받으며 웃음을 잃어버리지 않도록 해야 합니다.

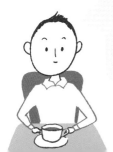

치매가족

치매 환자를 이해하고 싶을 때 읽는 책

2021년 6월 7일 초판 1쇄 발행

일본어판 편 집	다이와출판사
감 수 자	우치카도 히로타케
옮 긴 이	김형순
검 토	김어수

발 행 처	북하이브
펴 낸 이	이길호
편 집 인	김경문
편 집	최아라·양지우
일러스트	야노히로꼬
마 케 팅	양지우
디 자 인	하남선·윤성희
제 작	김진식·김진현·이난영
재 무	강상원·이남구·김규리

북하이브는 (주)타임교육C&P의 단행본 출판 브랜드입니다.

출판등록	제2020-000187호
주 소	서울특별시 강남구 봉은사로442 75th AVENUE빌딩 7층
전 화	02-590-9800
팩 스	02-395-0251
전자우편	jiwoo.yang@t-ime.com

© Hirotake Uchikado 2018
ISBN 979-11-91239-14-0